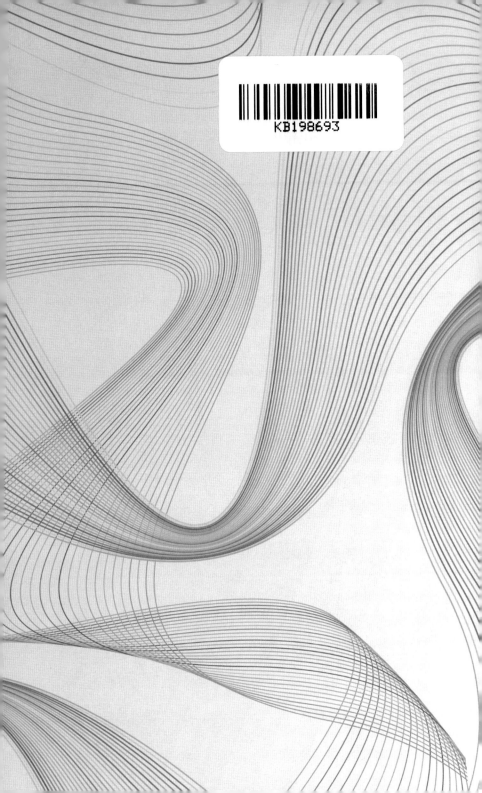

KB198693

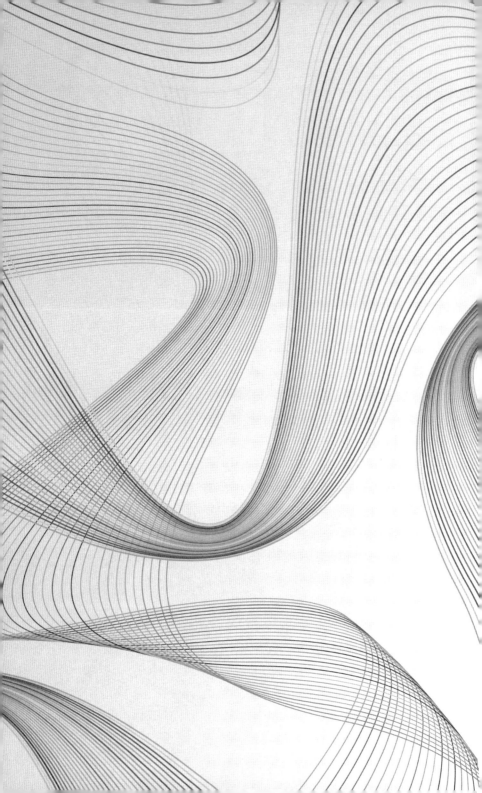

지구에서 가장 오래된 전쟁

질병 vs 의학

질병 VS 의학

초판 1쇄 발행 · 2024년 11월 30일

지은이 · 예병일
펴낸이 · 김동하

펴낸곳 · 책들의정원
출판신고 · 2015년 1월 14일 제2016-000120호
주　소 · (10881) 경기도 파주시 산남로 5-86
문　의 · (070) 7853-8600
팩　스 · (02) 6020-8601
이메일 · books-garden1@naver.com

ISBN · 979-11-6416-234-5 (03510)

DISEASE
VERSUS
MEDICINE

지구에서 가장 오래된 전쟁

질병 VS 의학

예병일 지음

책들의정원

질병으로부터 벗어나기 위한
인류의 역사

의학은 인류의 탄생과 함께 발전해왔다. 질병에 대한 지식이 없던 시절, 사람들은 질병을 신이 내린 벌이라 생각해 신에게 질병을 거두어달라고 기도했다. 하지만 기원전 4~5세기에 히포크라테스가 "질병은 신이 내린 벌이 아니라 인체 내부와 외부 환경의 부조화 또는 인체 내부의 불균형에 의한 것"이니 이를 바로잡으면 질병을 해결할 수 있다고 주장했다. 히포크라테스의 이론을 믿고 따른 사람들이 질병을 해결하기 위해 적극적으로 노력한 결과 의학은 크게 발전하기 시작했다.

17세기에 영국의 생리학자 윌리엄 하비는 혈액이 순환함을 발견함으로써 우리 몸에서 심장과 혈관은 물론 소화, 호흡 등 유사한 기능을 하는 부분이 서로 밀접하게 연결되어 있음을 알아냈다. 18세기에 이탈리아의 해부학자 지오반니 모르가니는 질병은 계통 전체가 아니라 계통을 이루는 장기의 이상에 의해 발생한다고 했고, 18세기가 끝날 무렵 프랑스의 해부학자 샤비에르 비샤는 질병이 장기를 이루는 세포덩어리인 조직의 이상으로 발생한다고 주장했다. 19세기 중반 독일의 병리학자 루돌프 피르호는 질병이 세포의 이상 때문에 발생한다고 했고, 지금은 세포의 핵 속에 들어 있는 유전자에 이상이 생길 경우 질병이 발생할 수 있다는 사실이 알려져 있다. 인류가 질병을 해결하기 위해 노력하는 동안 질병의 원인은 점점 작은 단위로 내려간 것이다. 이와 함께 매일 섭취하는 음식이나 운동과 같은 일상의 생활습관이 질병과 관련 있다는 사실도 보편적으로 알려지고 있다.

질병으로부터 해결되려는 인류의 노력 덕에 의학은 엄청나게 발전했다. 현대에는 병이 들어 못 쓰게 된 장기를 정상적인 장기로 교체해 생명을 연장할 수 있고, 최근에는 3차원 프린팅을 이용해 뼈를 복제하는 일도 가능해졌다. 심장병으로 사망하는 사람을 줄이기 위해 인공심장을 만들어 이식한 예가 있었는데 혈전 형성과 같은 부작용이 나타나 그간 널리 쓰이지 못했지만 이대로 계속 발전한다면 멀지 않은 미래에 심장을 비롯한 장기를

3차원 프린팅으로 만들어서 사용하는 일이 가능해질 것이다.

한편, 20세기 중반까지 인류에게 가장 큰 위협이 되었던 감염병이 코로나19 같은 또 다른 바이러스의 등장으로 인류를 위협할 가능성도 상존하고 있다. 미생물은 지구 곳곳은 물론 사람의 몸속에도 공존하면서 언제든 사람이 사는 세상에 교란을 가져올 준비를 하고 있는데, 미생물의 기본 성질인 변이에 의해 인류에게 치명상을 끼칠 새로운 종이 탄생할 가능성도 무시할 수 없다. 세균을 죽이는 항생제와 감염병을 예방하는 백신 개발로 이제 어느 정도 감염병을 치료하고 예방할 수 있게 되었지만, 본문에서 소개하는 다양한 원인에 의해 새로운 감염병이 지속해서 출현할 수도 있기 때문에 이에 대한 대비도 항상 필요하다.

감염병 감소와 반대로 현대에는 만성질환이 증가하기 시작했다. 비만, 고혈압, 고지혈증, 대사증후군, 당뇨병과 같은 대사성 질환이 많아졌고, 심혈관질환도 증가했으며, "무한히 오래 살면 언젠가는 암에 걸린다"는 말처럼 암 발생률도 증가하고 있다. 자동차가 발견되기 전에는 교통사고가 없었고, 원자력이 발견되기 전에는 원자력 피해자가 없었던 것처럼, 인류가 질병을 정복해갈수록 새로운 병이 나타나는 것은 어떻게 보면 당연하다고도 할 수 있다. 그러나 새로운 병의 등장은 의학 발전을 촉진시켜 새로운 기술과 약을 계속 만드는 원동력이 되기도 한다. 1970년대에 미국의 닉슨 대통령이 암 정복을 위해 우주개발에 쓴 만큼의 연구비를 쓰겠다고 한 지 반세기가 지난 지금은 초기와 달리 서서히 결실을 맺고 있다. 의학 지식의 발전만큼 질병에 대한 인식도 달라져서 과거에는 암을 불치병이라 여겼으나 이제는 암도 초기에 발견하면 완치가 가능하고 암이 있는 상태더라도 잘만 관리하면 정상적인 생활이 가능하다고 여긴다.

이렇게 인류가 질병 해결을 위해 노력해온 결과 수명은 꾸준히 증가하여 우리나라의 경우 평균수명이 80세를 넘어섰다. 이제는 기대수명 연장보다 전체 수명 중에서 질병 없이 건강하게 사는 건강수명 연장이 중요한 시대다. 현대의학은 건강하게 오래 사는 데 초점을 두고 이에 대한 연구를 계속해서 진행하고 있다. 이 책을 통해 질병과 맞서온 인류의 노력을 돌이켜보면서 질병으로부터 해방되기 위해 우리가 해야 할 일은 무엇인지, 또 지구 생명체의 한 일원으로써 살아가는 데 필요한 바람직한 태도가 무엇인지 성찰해보는 시간이 되었으면 한다.

2024년 겨울
예병일

차례

1부 인류, 질병과의 전쟁을 시작하다

3부 칼과 방패 대신 칼과 바늘

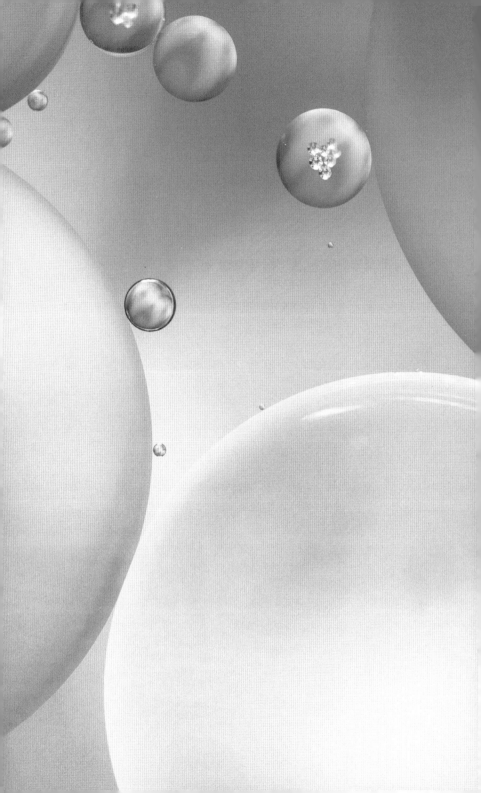

1부

인류, 질병과의
전쟁을 시작하다

DISEASE VERSUS MEDICINE

질병의 범위는 시대에 따라 달라진다

질병을 대하는 패러다임의 변화

아픈 사람과 건강한 사람의 경계선

지금은 일상이 되다시피 한 미세먼지가 사회적 화두로 떠오른 것은 그리 오래된 일이 아니다. 미세먼지에 대한 논의가 막 불거지던 2016년 6월 21일, 당시 환경부장관이 "건강한 사람은 미세먼지 걱정 안 해도 된다"라는 취지의 발언을 한 바 있다. 그의 말대로라면 미세먼지로 인해 문제가 생긴 사람은 평소에 건강하지 않아서 그렇다는 뜻인데, 실제로는 건강한 사람도 미세먼지에 의한 피해를 입을 수 있으니 이는 사실이 아니다. 게다가 건강한 사람과 그렇지 않은 사람의 기준은 사실상 까다롭기 때문에 건강한 상태와 그렇지 않은 상태를 구별하기는 어렵다. 어제까지 멀쩡하던 사람이 오늘 아침에 일어나 어깨 관절을 움직이려 하자 통증을 느꼈다면 건강하지 못한 것인가? 평생 혈액 내 저밀도 지단백 수치가 정상이던 사람이 최근 신체검사에서 정상범위를 살짝 벗어났다면 건강하지 못한 것인가? 또한 3년간 연속해서 저밀도 지단백 수치가 계속 상승해 정상치의 최고 수준까지 올라갔지만 아직은 정상범위 내에 있다면 건강하다고 할 수 있는가? 어제까지 멀쩡하던 사람도 어느 날 아침에 일어났을 때 어깨 관절에서 통증을 느낄 수 있고, 평생 혈액 내 저밀도 지단백 수치가 정상이던 사람도 최근 신체검사에서 정상범위를 벗어난 결과를 받을 수 있다. 혹은 3년간 저밀도 지단백 수치가 계속 상승해 정상치의 최고 수준까지 올라갔지만 아직은 정상범위 내에 있는 사람도 있다. 이들 모두 건강하지 못하거나 건강하다고 딱 잘라 말할 순 없다.

　건강과 질병을 구분할 수 있는 명확한 기준이 없음에도 불구하고 장관이 "건강한 사람은 걱정할 필요가 없다"고 한 발언은 건강한 사람은 미세먼지로 가득한 나라나 도시를 마스크도 끼지 않고 돌아다녀도 좋다고 한 것인지 참으로 이해하기 어렵고 질병의 원인과 위험인자를 구별하지 못한 부적절한 표현으로도 볼 수 있다. 담배를 피우면 폐암 발생률이 크게 증가하지만 반드시 폐암으로 이어지지는 않으니 엄밀히 말하면 담배는 폐암의 원인이 아니라 위험인자라 해야 옳다. 하지만 폐암 발생 가능성을 크게 증가시키고, 폐암은 인체에 치명적인 질병이므로 그 위험성을 강조한다는 뜻에서 "담배가 폐암의 원인"이라는 표현도 사용하곤 한다. 미세먼지는 여러 가지 질병의 원인이라 해도 무리가 아닐 만큼 건강을 위협하는 위험인자이므로 "건강한 사람은 걱정할 필요 없다"는 말은 사실이 아니다.

이번에는 다른 질문을 하나 더 해보겠다. 이 글을 읽는 독자들은 몇 가지 질병을 가지고 있는가? 스스로 건강하다고 생각하는 독자들도 꼼꼼히 되짚어보면 자신이 지닌 질병을 찾아낼 수 있을 것이다. 아침에 눈을 떴을 때 목이 칼칼하더니 기침이 나와 감기를 의심할 수도 있고, 최근에는 기억력이 전보다 못하고, 깜빡깜빡 뭔가를 잊어버리는 일이 잦아지는 것이 건망증이 생긴 건가 싶을 수도 있다. 머리를 감으면 전보다 머리카락이 많이 빠지고 흰머리가 하나둘씩 생기기도 하며 평소에 운동을 잘 하지 않다 보니 과거에 쉽게 했던 동작이 잘되지 않고 유연성이 떨어지기도 한다. 위에서 나열한 것들은 병이 아니라 중상이라고 할 수도 있지만 증상은 병이 있을 때 나타나는 경우도 있고, 건강에 특별한 문제가 없을 때 잠시 나타났다가 금세 사라지기도 한다. 따라서 증상이 있는 경우에 질병 유무는 검사를 철저히 해야 판단이 가능하다.

게다가 과거에는 질병이 아니었지만 현재는 질병인 경우도 있다. 나이가 들어 노년에 접어들었을 때 허리를 꼿꼿이 펴지 못하는 것이 농경사회에서는 질병이 아니라 그럴 수 있는 현상으로 여겨졌지만 오늘날에는 질병 취급을 받고 있다. 자연스럽게 나이가 들어가는 노화도 과거에는 질병으로 취급하지 않았지만 현재는 고쳐야 할 질병인 것처럼 여기고 있고, 어린이가 말을 빨리 배우지 않으면 과거에는 기다렸지만 지금은 언어치료를 시작한다. 피부미용이나 성형처럼 의학을 힘을 빌려서 뭔가를 더 좋게 만들려는 노력도 소화를 잘하도록 소화제를 복용하는 것처럼 질병치료와 큰 차이가 없다. 피부에 점이나 검버섯이 생기는 것도 질병으로 여기는 세상이 되었다. 곰곰이 생각해보면 누구나 질병이 아닌가 의심해볼 수 있는 이상을 서너 가지쯤은 발견할 수 있을 것이다. 그러나 이들 모두를 질병이라 하기는 어렵고, 아니라고 하기도 어려우니 질병과 건강한 상태를 구별하는 것이 쉬운 일은 아니다.

이처럼 정상과 비정상은 다수로 결정되는 것이 아니라 사람들이 정한 기준에 따라 결정된다. 위에 헬리코박터균을 가진 사람이 반이 넘는다고 해서 헬리코박터균을 가진 것이 정상이고 없는 것이 비정상은 아니라는 뜻이다. 통풍이 잘되지 않는 군화를 하루 종일 신고 있는 군인들의 발에 무좀이 생기는 것이 정상이 아닌 것은 아니고, 허리가 유연하여 몸이 잘 굽는 사람이 그렇지 않은 사람과 비교할 때 비정상인 것은 더더욱 아니다. 정상과 비정상, 질병과 건강을 구분하는 기준은 일종의 약속이자 합의일 뿐이다.

의학에 대한 패러다임은 질병을 대하는 견해, 즉 질병관을 결정한다. 앞에서 질병과 건강을 구별하기 어렵다는 이야기를 한 것처럼 그 시대를 지배하고 있는 패러다임은 질병인지 아닌지, 의학이 담당해야 할 범위인지 아닌지를 결정하게 한다. 아침에 일어났을 때 몸이 찌뿌둥한 것은 의학적으로 해결해야 할 질병일까, 아니면 몇 시간 지나면 낫게 되는 일시적인 문제일까? 만약 이런 현상이 중년을 지나면서 흔히 나타난다면 장차 더 심하게 되는 걸 막기 위해 문제를 해결해야 할까? 아니면 무시해도 될까? 의학적으로 쉽게 해결 가능한 증상이라면 무엇이든 개인에게 불편함이 없도록 바로잡는 것이 바람직할 것이다. 그러나 인체에는 큰 영향을 미치진 않지만 의학적으로 해결이 불가능하다거나 단순히 개선하고 싶은 부분이라면 그건 질병이 아니라 자연현상으로 받아들이는 것이 마음이 편할 것이다. 생명을 위협하는 위험한 상황이라면 의학자들이 어떻게 해서라도 해결하기 위해 연구에 연구를 거듭하겠지만 말이다.

변화하고 있는 병원과 의사의 역할

오래전부터 병원은 질병을 고쳐주는 곳으로, 의사는 질병을 고쳐주는 사람으로 당연하게 여겨졌다. 그러나 19세기가 시작할 때까지 의학이 할 수 있는 일이 많지 않았다. 19세기가 되어서야 주변 환경을 위생적으로 유지할 경우 당시에 가장 문제가 되었던 감염병 발생이 크게 줄어든다는 사실이 알려지면서 위생의 중요성이 언급되었고, 집단을 대상으로 하는 공중보건학이 대두되었다. 이와 함께 1796년에 영국의 의사 에드워드 제너Edward Jenner가 종두법을 발견했고, 19세기 후반에 프랑스의 화학자이자 미생물학자인 루이 파스퇴르Louis Pasteur가 닭콜레라, 탄저, 광견병 백신을 발견하면서 예방을 할 수 있는 감염병이 증가하기 시작했다. 예방을 위한 백신 개발은 지금까지도 계속되고 있으며, 백신은 위생을 통해 감염병을 예방하는 방법과 함께 19세기가 전해준 위대한 의학적 발견이라 할 수 있다.

19세기까지 뚜렷한 약이 없었지만 20세기가 되자 수많은 약이 발견되기 시작했다. 백신으로 예방하지 못한 감염병은 특효약으로 치료되기 시작했고, 새로운 약을 찾기 위한 노력이 지속적으로 결실을 거두면서 이제는 질병 진단을 받으면 바로 약을 투여하는 것이 일상이 되었다. 19세기가 공중보건의 시대라면 20세기는 치료의 시대라 할 수 있다. 이와 비교하면 21세기는 예방과 건강관리의 시대라 할 수 있다. 질병이 발생하기 전에 미리 예방하는 것이 더 효과적이라는 생각이 보편적으로 자리매김하면서 이제는 평소의 건강관리가 중요하게 여겨지고 있다.

우리나라에서 국민들의 건강에 가장 많은 노력을 쏟고 있는 국민건강보험공단에서는 정기적으로 무료 건강검진을 해주고 있다. 병이 생겼을 때 치료비를 지원하는 것보다 누군가가 병이 있다고 판단해 병원에 방문하기 전에 검진을 함으로써 조기에 병을 찾아낼 수 있다면 그 비용을 지원하는 것이 더 효과적이고, 국민들의 건강 유지에도 더 바람직한 방법이기 때문이다. 질병이 있다고 생각하지 않더라도 병원에 가서 건강검진을 받는 시대인

만큼 이제는 병원이 '건강을 관리해주는 곳'이고, 의사는 '건강을 관리해주는 사람'으로 달라진 세상에 발맞춰 정의도 확장되고 바뀌어야 한다.

의학의 목표 세 가지

몸에 이상을 느껴서 병원에 찾아온 사람이 의사에게 진찰을 받은 후 병명을 알게 되면 당연히 치료해서 정상으로 돌아가기를 원할 것이다. 의학의 목표는 질병을 완전히 치료하는 것인데, 문제는 모든 병의 치료가 가능하지 않다는 점이다. "너무 늦었습니다. 이미 병이 많이 진행되어 의학적으로는 더 이상 치료가 불가능합니다." 의사가 이렇게 절망적인 말을 한다고 하더라도 환자와 보호자가 원하지 않을 경우 집으로 돌려보내는 경우는 아주 드물다. 말기 암환자라면 호스피스 병동으로 보내지기도 하고, 치료가 어려운 다른 병이 있는 경우는 상급종합병원이나 요양병원과 같이 여러 형태의 병원에 머물기도 한다.

이와 같이 의사가 더 이상 의학의 힘으로 환자를 치료할 수가 없어 포기를 하는 경우라 하더라도 환자가 통증을 느끼는 경우

진통제를 놓아주고, 견디기 힘들 정도로 통증이 심한 경우에는 마약성 물질을 사용하기도 한다. 치료를 포기한 경우 의학은 환자의 고통 완화를 다음 목표로 한다. 의학의 또 다른 목표로 질병 예방을 들 수가 있다. 무슨 질병이든 생기지 않는 것이 가장 좋은 방법이므로 앞에서 병원과 의사의 역할이 바뀐다는 글에서 소개했듯이 의학은 질병을 생기지 않도록 하는 것을 목표로 한다. 질병 치료, 고통 완화, 질병 예방은 의학에서 어느 하나도 소홀히 할 수 없는 목표라 할 수 있다.

건강한 개인과 사회를 유지하기 위한 비결

개인이 건강관리에 부주의해서 질병이 생기거나 교통사고나 산업재해로 질병을 얻게 되는 경우가 있다. 이런 경우들은 사람의 잘못이 원인이 되어 발생하지만 코로나바이러스감염증-19(이하 코로나19)가 유행하면서 환자가 대량으로 발생한 것에서 볼 수 있듯이 개인의 잘못보다 사회환경이 병을 일으키는 경우도 있다. 황사와 같이 공기 오염이 심해 호흡기질환을 가지게 되는 경우도 개인보다는 사회가 책임져야 할 부분이 더 크다.

수학이나 물리학은 답이 정해져 있지만, 의학이나 생명과학은 생명체를 대상으로 하기 때문에 생명체의 성질에 따라 다른 결과가 나타날 수 있다. 백신이 개발된다 하더라도 실제로 그 백신에 대항해서 싸울 미생물이 침입하기 전까지는 효능을 확인하기가 불가능하고, 서로 다른 두 사람에게 같은 미생물이 침입하더라도 숙주인 사람의 몸 상태와 침입한 미생물의 수에 따라 병의 증상이나 강도 등의 결과가 달라지게 된다. 또 미생물이 침입하는 경우 숙주인 사람의 몸 상태나 침입한 미생물의 수와 병을 일으킬 수 있는 능력 등에 따라 결과는 달라진다.

19세기에 사람의 병이 사람의 몸을 이루는 세포 하나하나의 이상에 의해 발생한다고 주장함으로써 세포병리학이라는 학문을 창시했다는 평가를 받는 독일의 병리학자 루돌프 피르호 Rudolf Virchow는 인체의 최소단위인 세포가 사람에게서 병을 일으키는 것처럼 사회도 개인이 모여 이루어지고, 개인에게 발생한 이상소견이 한데 모이면 사회의 병을 일으킬 수 있다고 주장했다. 오늘날 질병 발생 양상을 보면 한 세기 반도 더 전에 제시된 그의 주장이 시대를 앞서갔다는 생각을 가지게 한다.

이처럼 인류는 질병의 위협에서 벗어나 건강을 유지하기 위해서 갖은 노력을 기울여왔다. 그런 점에서 의학사는 질병과 맞서

싸운 역사라고 볼 수 있을 것이다. 그렇다면 인간은 언제부터 어떤 방식으로 질병과의 전쟁을 벌였는가. 그 기원을 찾아 신화시대로 떠나보자.

고대인에게 질병은 신이 내린 벌이었다

의학이 아닌 종교의 영역에서 다루어지던 질병

의학을 상징하는 지팡이의 주인공

뱀이 지팡이를 감고 있는 그림이나 사진을 본 적이 있을 것이다. 뱀 한 마리가 지팡이를 감고 있는 단순한 것도 있고, 뱀 두 마리가 지팡이를 감고 있는 것도 있다. 이 두 가지 지팡이는 역사적으로 모두 의학을 상징하기 위해 사용되어 왔다. 우리나라 의사들의 단체인 대한의사협회는 한때 뱀 두 마리가 감고 있는 지팡이를 사용하기도 했지만 지금은 뱀 한 마리가 감고 있는 지팡이를 변형해 대한의사협회의 상징으로 사용하고 있다.

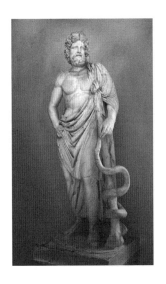

한 마리의 뱀이 감겨 있는 지팡이를 들고 서 있는 아스클레피오스.
아폴론과 코로니스의 아들인 아스클레피오스는 켄타우로스의 케이론에게
의술을 배운 뒤 죽은 사람을 살려낼 정도의 뛰어날 실력을 갖추게 된다.

지팡이를 감고 있는 뱀은 고대 그리스 신화에서 유래했다. 뱀
두 마리가 지팡이를 감고 있는 것은 헤르메스라는 신을 상징한
다. 헤르메스의 지팡이는 뱀 두 마리 위에 날개가 달려 있는 것이
특징이다. 헤르메스의 물건 중 모자와 신발에도 날개가 달려 있
으니 지팡이에 날개가 달려 있는 것이 특별한 일은 아니다. 헤르
메스는 신들의 명령을 전해주거나 죽은 사람을 저승으로 안내하
는 역할을 했다. 하지만 헤르메스의 지팡이는 의학 외에 다산, 풍

요, 상업 등을 의미하기도 하며, 오늘날 의학보다 상업을 상징할 때 더 많이 사용된다.

헤르메스보다 더 적합한 인물을 찾자면, 위의 사진에 보이는 아스클레피오스가 있을 것이다. 그는 의술의 신이라는 별명을 가지고 있다. 아스클레피오스의 아버지는 태양신인 아폴론이고, 어머니는 인간인지 요정인지 불분명한 코로니스로 알려져 있다. 전설에 따르면 코로니스는 이미 사촌인 이스키스와 결혼하기로 약속한 상태에서 아폴론의 아기를 임신해버렸다. 코로니스의 임신 사실이 알려지자 아폴론은 활을 쏘아 이스키스를 죽여버렸고, 아폴론의 누이동생인 아르테미스는 같은 방법으로 코로니스를 죽여버렸다. 그리고 나서 아폴론이 코로니스의 배를 갈라 끄집어낸 아기가 바로 아스클레피오스다.

흔히 태양신이라 하는 아폴론은 음악, 시, 건강의 신 등 여러 별명을 가지고 있다. 아버지가 건강의 신이었으니 아들인 아스클레피오스가 의술에 뛰어난 것이 그리 특별한 일이 아니라고 생각할 수도 있다. 자신의 잘못은 아무것도 없지만 태어나면서부터 엄마가 없었던 아스클레피오스는 부모와 떨어져 켄타우로스 종족의 보살핌을 받으며 자라났다. 그런데 마침 켄타우로스 종족의 의술이 아주 뛰어났고, 특히 약초에 대한 지식이 많았으므로 아스클레피오스는 자라나면서 서서히 의학에 익숙해지게 되었다. 다른 기록에 따르면 의술에 능통한 아폴론이 켄타우로스 종족의 일원인 케이론에게 의학을 가르쳐주었고, 케이론이 아스클레피오스에게 의학을 가르쳐주었다고 전해지기도 한다. 아스클레피오스를 가리켜 '의술의 신'이라 하는 것은 그의 의술이 당대의 신 가운데서도 가장 뛰어났기 때문이다.

아스클레피오스가 의술의 신이 된 이유

아스클레피오스가 뱀이 감긴 지팡이를 가지고 다닌 이유에 대해서는 흥미로운 전설이 전해진다. 그리스의 신 중에서 가장 높은 위치에 있는 신은 제우스였고, 아스클레피오스의 아버지인 아폴론은 제우스의 아들이었다. 막강한 권력을 휘두르던 제우스는 만사가 제 마음대로였으며 무엇이든 마음에 들지 않으면 제멋대로 벌을 내리곤 했다. 어느 날 제우스는 글라우코스에게 번개를 내려 죽였는데 바로 옆에 있던 아스클레피오스가 글라우코스를 살리려 했으나 죽은 사람을 살려낼 재주는 없었다. 이때 뱀 한 마리가 아스클레피오스가 있는 방으로 들어왔고 뱀을 본 아스클레피오스는 가지고 있던 지팡이로 뱀을 내리쳐 죽여버렸다. 그런데 잠시 후 또 다른 뱀 한 마리가 방으로 들어오더니 입에 물고 있던 약초를 죽은 뱀의 입에 올려놓았고 그러자 놀랍게도 죽은 뱀이 다시 살아났다. 이를 본 아스클레피오스가 뱀이 사용한 약초를 글라우코스의 입에 갖다 댔고 그러자 글라우코스가 다시 살아나는 기적이 일어났다. 그 이후로 아스클레피오스는 한 마리의 뱀이 감고 있는 지팡이를 자신의 상징으로 삼기 시작했다.

아스클레피오스가 죽은 사람을 살려내는 능력을 발휘하자 이 세상에 죽는 사람이 없어지게 되었다. 할 일이 없어진 저승의 신 하데스가 이를 제우스에게 알렸다. 신이 아닌 인간들이 죽지 않는다는 사실에 화가 난 제우스는 손자인 아스클레피오스에게 벼락을 내려 죽였다. 아스클레피오스는 에피오네와 결혼해 2남 2녀를 두었는데 자식들도 의학과 관련이 깊다. 장남인 마카온은 수술에 뛰어나서 외과를 담당하는 신이 되었고, 차남인 포달레이리오스는 내과를 담당하는 신이 되었다. 장녀 히기에이아는 건강을 돌보는 신이 되었고, 차녀인 파나케이아는 약을 담당하는 신이 되었다. 장녀와 차녀의 이름은 위생을 의미하는 영어 hygiene과 만병통치약을 의미하는 panacea의 어원이 되었다.

그런데 아스클레피오스의 의술은 전설에 남아 있을 뿐 수많은 유명 학자들을 탄생시켜 그리스의 전성기라 할 수 있는 기원전 4~6세기에 히포크라테스가 나타날 때까지 의학에 대한 지식은 거의 없었다고 할 수 있다. 그 이유는 당시 그리스인들이 질병을 신이 내린 벌이라 생각해 고칠 생각을 별로 하지 않았기 때문이다. 벌을 내린 신에게 자신을 낫게 해달라고 비는 것이 흔히 쓰는 방법이었고, 이왕 신의 힘을 빌려면 의술의 신인 아스클레피오스의 힘을 이용하기를 원했다. 그래서 공기가 맑고 경치가 아름다운 곳에 아스클레피오스를 기리는 신전을 지었으며, 병이 생긴 사람들은 신에게 잘 보이기 위해 몸을 깨끗이 씻고, 기도를 올렸다. 그랬으니 히포크라테스가 나타나기 전까지 아스클레피오스가 의학에서 가장 중요한 인물이었다고 할 수 있다.

고대 이집트의 팔방미인 임호텝

질병을 신이 내린 벌로 여긴 것은 고대 그리스인만이 아니었다. 그리스보다 앞서서 고대문명의 꽃을 피웠던 이집트에도 신화가 있다. 이집트 문화에서 의학과 관련된 신으로는 누가 꼽힐까?

신들의 중재자로 알려진 토트와 임호텝이 있다. 사람의 몸에 새의 머리를 한 모습의 토트는 고대 이집트에서 '지혜의 신'으로 일컬어지며, 따오기와 비비(개코원숭이)가 그를 상징하는 동물이었다. 나일강 삼각주에 위치한 헤르모포리스에 그를 숭배하는 성지가 있다. 토트가 그리스의 헤르메스에 해당한다면 아스클레피오스에 해당하는 이집트의 의신으로는 임호텝Imhotep을 들 수 있다.

고대 이집트 제3왕조 때의 정치가이자 건축가, 의사, 천문학자, 철학자, 점성술사였던 그는 기원전 약 2900년경에 활약했으며 피라미드를 설계한 인물로도 알려져 있다. 그는 다방면에 뛰어났으며, 고대 이집트 문화의 전성기를 연 인물이라 할 수 있다. 태양신의 대제사장으로 각종 종교 행사를 주관했으며, 워낙 중요한 인물이라 벽화 등에서 그의 모습을 흔히 찾을 수 있다. 임호텝은 머리, 손, 배, 방광 등 사람의 18개 부위에 대해 모두 200가지 이상의 질병을 진단하고 치료했다고 전해진다. 고대 그리스의 프로메테우스에 해당하는 고대 이집트의 네페르툼과 그리스의 아스클레피오스도 임호텝의 변형에 지나지 않는다는 주장도 있을 정도로 이집트 의학 역사의 앞부분을 장식했다. 이집트에서도 이 시절에는 '질병은 신이 내린 벌'이라 믿었다. 그래서 주로 성직자들이 의술을 담당했다. 질병을 가져다주는 악마들 중 부주의함을 일으키는 일곱 악마를 특히 두려워해 의사들은 7로 나누어지는 날에는 진료를 하지 않았다고 한다. 또 의사들은 증상을 관찰하기는 했으나 점에 의존해 진료하였고, 참회, 기도, 종교적 의식 등을 통해 질병을 치료하려 했다.

바빌로니아 의학

이집트 문명과 함께 4대 문명 중 하나로 꼽히는 메소포타미아 문명에서도 질병을 신의 벌로 여긴 흔적이 발견된다. 메소포타미아 문명은 지금의 이라크, 시리아, 튀르키예 등의 나라가 위치한 곳으로 티그리스강과 유프라테스강 주변으로 문명이 발전하기 시작했다. 당시에 이 문명 지역에 한 나라만 있었던 것이 아니므로 나라 이름을 구분하자면 꽤 복잡하므로 쉽게 설명하기 위해 메소포타미아 문명 전체를 바빌로니아 문명이라고도 한다. 바빌로니아 사람들은 점토판에 여러 가지 기록을 남겨 놓았다. 바로 이 점토판을 토대로 기원전 약 3000년경에 바빌로니아 지역에 의사를 직업으로 하는 사람들이 있었음을 알 수가 있다.

바빌로니아 지역에서 문명이 발전하던 시기는 그리스에서 히포크라테스가 활약하던 시기보다 훨씬 앞선 시기였으므로 '질병은 신이 내린 벌'이라는 생각이 팽배해 있었다. 바빌로니아에서도 신에게 의존하는 경향이 강했는데 의학을 담당하는 신은 '신 중에서 가장 영향력이 큰 마르두크'의 아들 나부였다. 나부는 의학을 포함해 문학, 예술, 지혜 등 모든 기예를 맡은 신이었으며, 그리스에서 아스클레피오스의 상징이라 할 수 있는 지팡이를 감고 있는 뱀의 문양이 바빌로니아에서는 이미 사용되고 있었다.

바빌로니아에서는 악마가 사람에게 질병을 전해준다고 생각했다. 사람들이 가장 두려워한 악마는 부주의함을 일으키는 일곱 악마였다. 그래서 의사라는 직업을 가진 사람들도 7로 나누어지는 날에는 진료를 하지 않았다. 의사들은 환자가 왜 고통을 겪고 있는지 그 증상을 관찰하기는 했지만 치료방법으로 가장 많이 이용된 것은 점을 치는 것이었다. 이외에 자신이 저지른 죄에 대한 참회, 신에게 질병을 해결해달라고 비는 기도, 종교적 의식 등도 흔히 시도된 치료법이었다.

또한 바빌로니아에서는 질병에 걸린 사람을 격리시키는 풍습이 있었는데 그것은 악마의 눈을 피하기 위해서라고 한다. 그 때문에 의료진 이외에는 환자 접촉이 금지되었다. 당시에는 동물 분비물, 식물, 광물 등을 약제로 사용하기도 했으나 효과가 있었는지는 알 수가 없다. 원시적인 약제에 대한 개념 외에 외과 수술에 사용된 것으로 보이는 칼도 발굴되었으며, 수술에 사용한 것으로 보이는 다른 도구에 관한 기록도 발견되었다.

　당시에는 의사가 되기 위해 의학교에서 교육을 받았는데 의학교는 나부의 신전을 중심으로 발달했다. 의업을 직업으로 하는 사람들이 있었다고는 하지만 성직자 출신이 신의 도움을 받아 치료하는 것이 대부분이었다. 당시만 하더라도 의업을 행하는 사람들이 진단을 담당하는 사람, 마귀를 쫓는 사람, 약물요법과 수술을 시행하는 사람 등 세 부류로 나뉘어져 있어서 아직까지 질병을 의학이 아닌 종교의 영역에서 다루고 있었음을 알 수 있다.

히포크라테스,
의학을 종교에서 독립시키다

현대의학의 탄생

질병을 대하는 패러다임을 바꾼 히포크라테스

1962년에 토머스 쿤Thomas Kuhn은 《과학혁명의 구조》에서 '패러다임'이라는 용어를 사용했다. 한 시대의 사람들이 가진 견해나 사고를 지배하는 이론적 틀이나 개념을 가리키는 이 용어는 쿤도 초판에서 명확히 정의하지 못했다. 그러나 1970년에 발행한 개정판에서 쿤은 '패러다임'의 의미를 더 명확히 정리했다. 과학이 점진적으로 발전하는 것이 아니라 패러다임이 바뀌는 순간마다 한 단계를 건너뛰듯이 발전한다는 그의 주장은 '왜 그걸 여태까지 몰랐을까'라는 생각과 함께 널리 받아들여지게 되었다.

의학의 발전도 그러하다. 서양의학의 아버지로 불리는 인물인 히포크라테스가 등장하면서 그 시기를 기점으로 의학은 종교의 영역에서 벗어나 순식간에 자리를 잡게 되었다. 의학의 역사를 빛낸 수많은 학자들 중에서 히포크라테스Hippocrates를 '서양의학의 아버지' 또는 '서양의학의 창시자'라 하는 것은 그가 의학이 거의 발전하지 않은 시기에 역사적으로 패러다임을 바꿀 만한 변화를 일으켰기 때문이다. 그로 인해 서양의학은 한 단계 더 발전했고, 의학을 대하는 사람들의 태도도 달라졌다.

히포크라테스가 활동하기 전에는 질병을 신이 내린 벌이라 여겼다. 그러나 히포크라테스는 질병이 다른 이유로 발생한다고 생각했다. 그가 생각한 질병의 원인은 체액의 불균형 상태였다. 정상적으로 균형 상태를 유지하면 질병이 발생하지 않지만 무슨 이유에서든 균형이 깨지면 질병의 원인이 되고, 가장 먼저 시도할 수 있는 치료법은 식이요법이었다. 즉 음식을 조절해 깨진 균형을 바로잡으려 했다. 또한 새로운 약을 발견하기 위한 노력과 외과적 수술법도 발전시켰다. 신에게 빌지 않고 사람의 힘으로 질병을 고쳐보겠다는 그의 생각은 후대 의사들에게 큰 영향을 주었다. 질병을 대하는 패러다임을 바꿔놓은 것이다.

히포크라테스가 과거의 사람들은 생각하지 못한 이런 사고를 하게 된 이유는 무엇일까? 히포크라테스가 살던 시기는 학문적으로 고대 그리스의 황금기였는데 이때 우리에게 잘 알려진 서양학문의 시초를 장식한 사람들이 대거 등장했다. 세상은 물로 이루어져 있다고 주장한 탈레스를 필두로 기원전 7세기부터 4세기까지 엠페도클레스, 데모크리토스, 소크라테스, 플라톤, 아리스토텔레스, 헤로도토스, 투키디데스, 피타고라스 등 수많은 학자들이 등장해 세상을 탐구하는 분위기를 만들어갔다. 오늘날에는 데모크리토스를 화학자, 피타고라스를 수학자, 헤로도토스를 역사학자, 소크라테스를 철학자로 구분하지만 당시에는 학문적 구분이 없었다. 단지 세상에 대한 관심을 각자의 관점에서 풀이했을 뿐이다.

아스클레피오스 신전이 있던 코스Cos 섬에서 의사의 아들로 태어난 히포크라테스는 일찍부터 사람의 몸과 질병에 관심을 가졌다. 그리고 그리스 각지를 여행하면서 수많은 학자들을 만나 서로의 생각을 교환했다. 그러는 가운데 질병은 신이 내린 벌이 아니라는 자신의 학문세계를 구축했다. 나 홀로 우뚝 선 학자가 아니라 다른 학자들과의 교류에 의해 자신의 독창적인 의학과 질병관을 만들어간 것이다.

히포크라테스 학파가 낳은 《히포크라테스 전집》

히포크라테스의 이름을 후대에 널리 알려준 그의 책과 선서는 사실 그가 쓰거나 작성한 것이 아니다. 기원전 3세기경, 세상의 모든 지식을 모아놓겠다는 의도로 설립된 알렉산드리아 도서관이 장서로 가득차기 시작하자 공부를 하겠다는 생각을 지닌 사람들이 그리스를 비롯해 먼 나라로부터 모여들기 시작했다. 히포크라테스도 생전에 글을 쓴 것으로 추정되기는 하지만 현재 그의 이름이 붙은 전집에 쓰인 내용 중 어떤 부분이 그가 쓴 것이고, 어떤 부분이 다른 학자들에 의해 쓰인 것인지 구별하기는 어렵다.

기원전 약 400년경부터 기원후 약 100년 사이에 히포크라테스를 기리며 의학을 공부한 학자들이 책을 쓰면서 당시 가장 명망 높은 학자라 할 수 있는 히포크라테스 이름을 붙인 것이 오늘날 《히포크라테스 전집》이라는 이름으로 남아 있다. 오늘날과 같은 제본방식이 아니므로 《히포크라테스 전집》이 몇 권인지 헤아리기가 쉽지 않은데 대충 50~70권 정도에 해당한다. 책의 내용은 아주 다양한 질병의 치료, 예후 등을 다루는 것도 있고, 환경의 영향을 강조하는 《공기, 물, 장소에 관하여》도 있다. 또 《신성병에 관하여》에서는 정신의학적 질환에 대해 기술하는 등 책

전반에 걸쳐 "정신적인 문제가 단순히 정신적으로만 문제가 있는 것이 아니라 인체 특정부위의 기질적인 문제에 기인한 것으로 생각"한 히포크라테스 학파의 특징이 드러난다. 하기야 그 이전에 의학책다운 책이 없었으니 인류 역사상 최초로 의학 전반을 다룬 책이 《히포크라테스 전집》이라 할 수 있다.

의과대학 졸업식에서 사용하는 히포크라테스 선서

오늘날 많은 의과대학에서 이제 막 의사 생활을 시작하기에 앞서 졸업식을 할 때 '히포크라테스 선서'를 하곤 한다. 이 선서도 오래전부터 전해 내려왔지만 언제 누가 만들었는지에 대해서는 정확히 알려진 바가 없다. 히포크라테스를 받드는 이들이 그가 평소에 남긴 말을 모아서 초안을 만들고, 그 후로 그의 학문을 따르는 이들이 긴 세월에 걸쳐 첨삭하며 이루어진 것으로 추정된다. 분명한 것은 후대 사람들이 선서를 계속 수정 보완해왔다는 사실이다. 그러다 보니 길이도 일정하지 않고, 앞뒤에 서로 모순되는 내용이 보이기도 한다. 또 의사의 권익을 보호하는 내용도 있고, 비용 청구에 대한 내용도 있지만 비용에 구애받지 말고 우선적으로 치료해야 한다는 내용도 있다.

모순된 내용과 여러 버전이 존재함에도 불구하고 이 선서가 높은 평가를 받는 것은 역사적으로 의사들의 윤리에 대한 최초로 담았기 때문이다. 수백 년 전만 해도 전쟁포로는 잡은 사람이 마음대로 다루어도 되고, 포로나 노비를 서로 주고받기도 했으며, 역적은 먼 친척까지 포함해 삼족을 멸할 정도로 윤리의식이 희박했다. 그러나 이미 2천 수백 년 전에 히포크라테스는 "사람을 해칠 수 있는 약은 어떤 부탁이 있더라도 투여하지 않을 것이며, 환자를 치료하는 동안 보고 들은 내용을 비밀로 하라"와 같이 윤리적 내용을 담았다는 것이 그가 시대를 앞서간 학자라는 평가를 받고, '의학의 아버지'라는 별명에 걸맞게 그가 남긴 훌륭한 업적이라 할 수 있다.

버전에 따라 차이가 있지만 히포크라테스 선서는 길이가 약 2천 자 정도에 이른다. 따라서 역사적으로 의과대학 졸업식에서 졸업생들이 선서를 한 예가 있기는 하지만 길어서 시간이 많이 걸리는 것이 졸업식에서 선서를 보편화하기에는 어려움이 있었다. 오늘날 우리나라 의과대학 졸업식에서 하는 선서는 1948년 세계의사협회에서 새로 제정한 13문장의 선서다. 2차 세계대전에서 생체실험을 한 독일 의사들의 비윤리적인 태도에 자극받은 세계의사협회에서 의사의 윤리를 강조하는 내용을 구성한 후 히포크라테스 선서라 이름붙인 것이다.

히포크라테스는 "Life is short, but art is long"이라는 문장을 남긴 것으로 유명하다. 흔히 "인생은 짧다. 그러나 예술은 길다"라 번역하지만 그가 일생을 통해 남긴 행적을 감안하면 "인생은 짧다. 그러나 의술은 길다"라 해야 더 옳은 번역이 될 것이다. 기원전 4~5세기에 신 중심의 의학을 사람 중심의 의학으로 패러다임을 바꿔 놓은 히포크라테스는 오늘날에도 의학을 공부하는 학생들이 그의 이름을 딴 선서를 할 만큼 영향력을 발휘하고 있다.

오른쪽의 제네바 선언은 1948년 9월 스위스 제네바에서 열린 제2차 세계의학협회 총회에서 채택한 것으로, 1968년 8월 호주 시드니에서 열린 제22차 세계의학협회 총회, 1983년 10월 이탈리아 베니스에서 열린 제35차 세계의학협회 총회, 1994년 9월 스웨덴 스톡홀름에서 열린 제46차 세계의학협회 총회에서 세 차례에 걸쳐 개정되었다. 이후 2005년 5월 프랑스 디본레뱅에서 열린 제170차 세계의학협회 이사회와 2006년 5월 프랑스 디본레뱅에서 열린 제173차 세계의학협회 이사회에서 편집을 거쳐 두 차례 더 개정되었으며, 가장 최근에는 2017년 10월 미국 시카고에서 열린 제68차 세계의학 협회총회에서 개정되었다.

<h1 style="text-align:center">세계의사연맹 _{WMA}</h1>

의사의 서약 The Physician's Pledge

의료계 구성원으로서 AS A MEMBER OF THE MEDICAL PROFESSION:

- 나는 내 삶을 인류에 대한 봉사에 바칠 것을 엄숙히 맹세합니다 I SOLEMNLY PLEDGE to dedicate my life to the service of humanity;

- 나는 환자의 건강과 행복을 가장 먼저 고려하겠습니다 THE HEALTH AND WELL-BEING OF MY PATIENT will be my first consideration;

- 나는 환자의 자율성과 존엄성을 존중할 것입니다 I WILL RESPECT the autonomy and dignity of my patient;

- 나는 인간 생명을 최대한 존중할 것입니다 I WILL MAINTAIN the utmost respect for human life;

- 나는 나의 의무와 환자 사이에 나이, 질병 또는 장애, 신조, 민족적 기원, 성별, 국적, 정치적 입장, 인종, 성적 지향, 사회적 지위 또는 기타 요소가 개입하는 것을 허용하지 않을 것입니다 I WILL NOT PERMIT considerations of age, disease or disability, creed, ethnic origin, gender, nationality, political affiliation, race, sexual orientation, social standing or any other factor to intervene between my duty and my patient;

- 나는 환자가 사망한 후에도 나에게 털어놓은 비밀을 존중하겠습니다 I WILL RESPECT the secrets that are confided in me, even after the patient has died;

- 나는 양심과 존엄성을 가지고 올바른 의료 관행에 따라 내 직업을 수행할 것입니다 I WILL PRACTISE my profession with conscience and dignity and in accordance with good medical practice;

- 나는 의료 전문직의 명예와 고귀한 전통을 육성하겠습니다 I WILL FOSTER the honour and noble traditions of the medical profession;

- 나는 선생님, 동료, 학생들에게 그들이 받아야 할 존경과 감사를 표할 것입니다 I WILL GIVE to my teachers, colleagues, and students the respect and gratitude that is their due;

- 나는 환자의 이익과 의료의 발전을 위해 저의 의학 지식을 공유하겠습니다 I WILL SHARE my medical knowledge for the benefit of the patient and the advancement of healthcare;

- 나는 최고 수준의 치료를 제공하기 위해 나의 건강, 행복 그리고 능력을 관리하겠습니다 I WILL ATTEND TO my own health, well-being, and abilities in order to provide care of the highest standard;

- 나는 위협을 받고 있더라도 내 의학적 지식을 이용해 인권과 시민적 자유를 침해하지 않을 것입니다 I WILL NOT USE my medical knowledge to violate human rights and civil liberties, even under threat;

- 나는 이러한 약속을 엄숙하고, 기꺼이, 나의 명예를 걸고서 합니다 I MAKE THESE PROMISES solemnly, freely, and upon my honour.

국내에서는 처음에 故 양재모 교수님이 번역하신 것을 오랫동안 사용해왔고, 지금도 많이 사용하고 있다. 가끔은 현대식 문장으로 수정해서 사용하기도 한다. 아래는 故 양재모 교수님의 번역본이다.

이제 의업에 종사할 허락을 받음에:

- 나는 생애를 인류봉사에 바칠 것을 엄숙히 서약하노라.
- 나의 은사님께 존경과 감사를 드리겠노라.
- 나는 양심과 품위를 가지고 의술을 베풀겠노라.
- 나는 환자의 건강과 생명을 첫째로 생각하겠노라.
- 나는 환자가 나에게 알려준 모든 것에 대하여 비밀을 지키겠노라.
- 나는 의업의 고귀한 전통과 명예를 유지하겠노라.
- 나의 동업자를 형제처럼 여기겠노라.
- 나는 인종, 종교, 국적, 정당 관계 또는 사회적 지위 여하를 초월하여 오직 환자에 대한 나의 임무를 지키겠노라.

- 나는 인간의 생명을 그 수태된 때로부터 더없이 존중하겠노라.
- 나는 비록 위협을 당할지라도 나의 지식을 인도에 어긋나게 쓰지 않겠노라.
- 나는 자유의사로써 나의 명예를 걸고 위의 서약을 하노라.

페스트는 어떻게 중세를 멸망시켰나

인구 감소로 인한 봉건제도의 몰락

역사 속의 페스트

2019년 마지막 날, 중국은 우한에 새로운 호흡기 감염병이 나타났다고 발표했다. 다음 해인 2020년 1월 20일에 우리나라에서도 첫 환자가 나타나는 등 전 세계가 코로나19로 약 3년 정도 모두가 마스크를 쓰고 대인접촉을 피하는 등 이전에 경험하지 못한 새로운 삶의 방식을 채택해야 했다. 코로나19로 세상이 떠들썩하던 시기에 공교롭게도 중국에서 페스트 환자가 발생했다는 소식이 외신을 타고 전해졌다. 중국의 내몽골 자치구 지역은 역사적으로 종종 페스트가 발생하는 곳으로 페스트는 사라진 감염병이 아니다. 6세기 초, 동고트족이 이탈리아를 지배하고 있을 때 동로마의 중심지 콘스탄티노플(오늘날의 튀르키에 이스탄불)에서 542년에 발생한 감염병 역시 페스트로 추측되고 있다. 이집트를 시작으로 터키로 전해진 페스트는 이탈리아로 전파된 후 곧 유럽 곳곳으로 번져갔다. 대책 없이 맞이해야 했던 치명적인 감염병인 페스트에 의해 사회 혼란이 야기되자 동고트 제국은 멸망하고, 롬바르드족(랑고바르드족)이 이탈리아 반도를 지배하게 되었다.

기원전 5세기에 아테네에서 유행한 아테네 역병, 기원전 4세기에 영토 확장에 힘쓴 알렉산더의 목숨을 갑자기 앗아간 병, 십자군 전쟁이 벌어진 12세기 중반에 터키 안탈야에서 유행한 감염병, 17세기에 발생한 30년 전쟁에서 독일 일부지역에서 유행한 감염병 등도 페스트로 의심되고 있다. 페스트 환자는 유럽에서 수시로 발생했는데 특히 1660년대에 런던에서 페스트가 유행할 때는 영국의 많은 학교가 문을 닫았고, 케임브리지대학교가 문을 닫는 바람에 갈 곳이 없어진 아이작 뉴턴Isaac Newton이 고향인 울즈소프Woolsthorpe로 돌아가 여유시간에 사색에 잠긴 것이 만유인력의 법칙, 운동의 세 가지 법칙, 광(빛)학과 적분의 원리를 평생 동안 연구하는 계기가 됐다고도 전해진다. 이렇게 수시로 인류를 괴롭혀온 페스트는 1894년에 에밀 예르생Emil Yersin과 기타사토 시바사부로에 의해 그 병원체가 별도로 발견되어 예르시니아 페스티스Yersinia pestis로 명명되었다. 20세기에 들어와서는 치료제가 개발되었고, 발생 빈도가 현저히 감소되었으나 현재도 중국, 동남아시아 일부 국가, 아프리카와 아메리카의 일부지역에서 환자가 발생하곤 한다.

유럽 인구의 3분의 1을 앗아 간 페스트

4세기에 가톨릭이 로마의 국교로 공인된 후 유럽사회는 한 밀레니엄이 지나는 동안 가톨릭이 지배를 하다시피 했다. 14세기에 이탈리아의 프란체스코 페트라르크Francesco Petrarca는 로마에서 기독교가 공인된 이래 모든 게 신학 중심으로 이루어지다 보니 발전이 늦었다고 한탄하며 지난 세월을 암흑기라 했다. 이때부터 신 중심에서 벗어나 인간 중심으로 세상을 대하자는 움직임이 일어났다. 봉건제도의 결속보다 개인이 더 중요하고, 내세보다는 현세가 더 중요해졌다. 이것이 이탈리아를 중심으로 일어난 인문주의Renaissance 운동이다.

인문주의 운동이 막 시작되려고 하던 이탈리아에 새로운 감염병이 찾아왔다. 약 800년간 잠잠하던 페스트가 다시 유럽을 강타한 것은 1347년이었다. 그해 10월, 제노바에 선박이 들어오면서 육지와 배를 통해 유럽에 유행하기 시작한 페스트는 곧 유럽 전역으로 퍼져나갔다. 페스트로 아버지를 잃은 조반니 보카치오Giovanni Boccaccio는 그가 쓴 《데카메론》에서 그 시대 사람들이 생각하는 페스트에 대한 생생한 기록을 남겼다. 1957년 노벨 문학상 수상자인 알베르 카뮈Albert Camus가 쓴 소설 《페스트》에 그려진 내용은 결코 과장이 아니었다. 페스트가 대유행하며 유럽 전 인구의 약 3분의 1인 약 2500만 명에서 3500만 명이 페스트에 의해 희생되었다. 그 후로 치명성이 약화되기는 했지만 계속해서 각지에서 산발적인 유행이 일어나 많은 희생자가 생겨났다.

14세기에 페스트가 유행한 곳은 유럽만이 아니었다. 중국에서도 페스트로 의심되는 질병이 대유행을 해 약 1300만 명에 이르는 사람들이 목숨을 잃었으며, 페스트의 발원지로 추정되는 중앙아시아 및 서남아시아 지방에서도 약 2400만 명의 목숨을 잃은 것으로 추정된다. 당시 인구를 감안하면 페스트가 얼마나 무서운 질병이었는지 쉽게 이해할 수 있다.

페스트가 가져온 사회 변화

역사적으로 잠시 나타나기는 했지만 14세기 사람들에게는 전혀 알려진 바가 없었던 페스트가 유행하자 유럽인들은 이 질병이 사람에서 사람으로 전염되는 병임을 금방 알아챘다. 사람이 말을 타고 달려가는 것보다 더 빠른 속도로 전파되지는 않았기 때문이다. 대책은 감염된 사람을 피하는 것이었다. 그 때문에 의사들 다수는 도망치기 바빴으나 그나마 인도주의 정신이 남아 있던 의사들은 가운, 장갑, 보안경, 약초를 담은 새 부리 모양의 마스크 등 특이한 복장을 착용해 페스트를 막고자 했다.

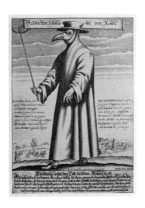

페스트 환자를 돌보던 이들의 복장

페스트로 사망한 사람들의 시체는 검은색으로 변했으므로 흑사병이라고도 한다. 중세에는 사람이 세상을 떠나면 장례식에서 고인을 추모하고 무덤에 모시는 것이 관례였지만 사람들이 시체를 피하기 시작하면서 관례도 바뀌어 버렸다. 1377년에는 여행자들이 병이 옮기는 것을 막기 위해 두브로브니크를 시작으로 검역법quarantine law이 시행되었다. 프랑스어로 40을 의미하는 quarante에서 유래한 검역이라는 용어는 기독교인들이 사순절로 기념하는 예수님의 40일간의 고난에서 유래한 것이다. 항구에 들어온 배는 정박된 채 그 안에서 40일간 대기해야 했고, 그 기간 동안 페스트가 유행하지 않아야 승객과 화물을 내릴 수 있었다.

2세기 로마에서 황제의 시의로 활약하면서 방대한 저서를 남겨 1000년 이상 의학에서 확고한 지위를 누리던 클라우디오스 갈레노스Claudios Galenos, Galen의 책에는 페스트에 대한 내용이 전혀 나오지 않아 그의 내용이 과연 진리가 맞는지 의심을 받게 되었다. 이것이 중세 이후 근대의학이 태동하는 사상적 변화가 발생하는 계기가 된다.

페스트가 중세를 멸망시켰다고 하는 이유

페트라크가 살고 있던 14세기에는 역사를 고대와 현대로 구분했다. 고대는 오늘날의 고대처럼 서로마 제국이 멸망하는 476년을 기준으로 하는 경우가 많았고, 그 후를 현대라 불렀다. 그러나 오늘날에는 동로마 제국이 멸망한 1453년까지를 중세, 그후를 근대라 구분한다. 지금처럼 교통과 통신이 발달하지 않았을 때라 1453년에 콘스탄티노플이 멸망했어도 유럽 전체에 갑자기 큰 변화가 생기지는 않았다.

유럽에서는 13세기에 칭기즈 칸이 이끄는 군대가 중국을 출발해 중앙아시아를 거쳐 유럽으로 쳐들어오면서 페스트가 옮겨지게 되었는데, 1340년대 중반에 우크라이나에 처음 페스트가 전파되었고, 1347년에 항구도시 제노아에 페스트 환자가 발병한 후 4년이 채 지나지 않아서 유럽 대부분 지역에 환자가 발생했다. 페스트 전파를 막기 위해 사람들의 이동을 통제하자 자유를 더 억압받게 된 하층민들의 불만이 팽배해져 계층 간에 반목이 생겨나기 시작했다. 농촌의 사망자가 늘어나면서 농사를 짓는 사람들이 감소해 농업 생산성이 크게 떨어졌고, 농민에게 땅을 빌려주고 추수가 끝나 이익을 취하던 영주들은 땅을 빌려갈

농민이 감소하자 수입이 줄게 되었다. 그러면서 중세사회를 받치고 있던 봉건제도에 몰락의 징조가 보이기 시작했다. 인구가 줄어드니 성직자가 되려는 이들도 감소했다. 그러자 가톨릭을 지탱할 성직자의 감소로 종교의 위력도 약해지기 시작했다. 근대가 시작되면서 종교개혁이 이뤄진 이유 중 하나가 페스트의 유행으로 인구가 감소된 것과 관련 있는 것이다. 기나긴 인류의 역사를 몇 단계로 구분할 때 중세와 근대를 구분하는 이유는 이외에도 여러 가지가 있지만 페스트의 유행이 인구 감소와 함께 인간사회에 여러 가지 변화를 일으킨 것이 궁극적으로 중세가 끝나고 근대가 시작된 중요한 원인이 되었다.

질병에 맞선 인류의 첫 번째 승전보

페니실린의 발견

항생제 발견의 선구자들

18세기 영국에서 산업혁명이 일어나자 공장이 세워지기 시작했다. 그 이전에는 도시 인구가 많지 않았지만 공장에서 일자리를 구하는 사람들이 몰려들면서 농촌 인구는 감소하고 도시 인구가 증가하기 시작했다. 도시는 사람을 많이 받아들일 준비가 되어 있지 않았는데 인구가 계속 늘자 위생이 나빠지기 시작했다. 그렇게 수십 년이 지나면서 도시 환경이 질병의 원인이 될 거라는 주장이 제기되었다.

19세기 초에 에드윈 채드윅Edwin Chadwick은 가난한 사람들이 병에 잘 걸리는 걸 알아채고, 병에 걸리지 않도록 하면 가난에서 벗어날 수 있을 거라는 생각을 했다. 그는 두 밀레니엄 동안 믿어온 '미아즈마설(나쁜 공기가 질병을 일으킨다는 이론)'을 토대로 나쁜 공기의 원인이 되는 나쁜 물과 악취를 일으키는 쓰레기 등을 제거하려는 위생운동을 했다.

그리고 19세기 중반이 되자 미생물의 존재가 알려지기 시작했다. 프랑스의 파스퇴르는 1861년경 효모가 발효를 일으키면 맛있는 포도주가 생산되지만 쓸모없는 세균으로 오염되는 경우 포도주가 상해서 마실 수 없음을 알아냈다. 또 1876년에 독일의 의사이자 미생물학자인 로버트 코흐Robert Koch가 탄저(병)의 원인이 되는 세균을 발견하면서 감염병이 미생물에 의해 생겨난다는 것이 밝혀졌다.

채드윅의 위생운동은 학문적으로 볼 때 옳은 이론에 근거하지는 않았지만 결과적으로는 위생을 청결히 한 덕에 결핵을 비롯한 감염병 발생을 줄일 수 있었다. 현미경을 이용한 관찰이 일반화하면서 19세기 후반이 되자 감염병의 원인이 되는 병원체를 찾아내고, 감염예방이 가능한 백신을 개발하는 등 미생물학이 급속히 발전하기 시작했다.

1870년 10월, 영국의 유전학자이자 진화생물학자인 존 버든 샌더슨John Burdon-Sanderson은 아주 흥미로운 발견을 했다. 곰팡이가 핀 물을 끓이면 그 후에는 그 물에서 세균이 자라지 않는다는 것이었다. 처음 보는 현상을 제대로 해석하지 못한 그는 곰팡이에 들어 있는 항생제가 세균의 성장을 막는다는 사실은 알지 못한 채 "세균이 공기를 통해 전파되지 않는다"는 엉뚱한 결론을 도출했다. 1865년에 수술실을 석탄산(페놀)으로 소독하면 수술 후에 발생하는 2차 감염을 예방할 수 있음을 발견한 영국의 외과의사 조지프 리스터Joseph Lister는 1871년에 곰팡이가 포함된 소변에서 세균이 자라지 않는 것을 발견했다.

그가 발견한 곰팡이는 푸른곰팡이인 페니실리움 글라우쿰Penicillium glaucum이었고, 여기서 얻은 추출물로 간호사의 부상을 치료했다. 파스퇴르는 같은 해에 특정 세균이 자리를 잡고 있으면 다른 세균이 잘 자라지 못하는 현상을 발견하고 "한 미생물이 다른 미생물의 성장을 억제할 수 있다"고 주장했다. 1889년에 프랑스의 진균학자 장 폴 비예맹Jean Paul Vuillemin은 "하나의 살아 있는 유기체가 자신의 존재를 보장하기 위해 다른 유기체를 죽이는 생물학적 관계"를 항생antibiosis이라 정의했다. 또 1897년에는 프랑스의 의사인 에른스트 뒤센느Ernest Duchesne가 페니실리움 글라우쿰이 대장균의 성장을 억제할 수 있음을 발견하는 등 곰팡이가 세균의 성장을 막는 물질을 함유한다는 사실이 널리 퍼지기 시작했다.

페니실린을 발견한 플레밍의 행운

1901년 세인트메리대학교 의과대학을 졸업한 영국의 미생물학자 알렉산더 플레밍Alexander Fleming은 미생물 연구를 하다가 1차 세계대전에 참전해 패혈증 등 각종 감염병으로 생명의 위협을 받는 부상병을 대하면서 감염질환 해결에 투신하기로 결심한다. 1918년에 세인트메리병원으로 돌아간 그는 1922년에 사람의 몸에서 분비되어 세균을 용해시킬 수 있는 리소자임(라이소자임, lysozyme)을 발견한다.

곰팡이를 배양해 멸균 능력을 지닌 물질을 찾고 있던 1928년, 플레밍은 세균을 키우는 배지에 곰팡이로 오염된 경우 곰팡이 주위로 세균이 자라나지 않음을 발견한다. 그러나 이 발견은 플레밍이 디자인한 연구방법에 의해 이루어진 것이 아니었다. 플레밍이 포도(상)구균을 배양하던 중에 아래층에서 배양하던 곰

곰팡이가 운 좋게 위층으로 날아와 플레밍이 배양중인 세균의 배지로 떨어진 것이다. 플레밍이 실험 중에 사용한 배지를 버리지 않고 휴가를 가는 바람에 배지가 실험대 위에 그대로 남아 있었는데 배양기가 아닌 실온에 노출되었으나 그해 여름은 다른 해보다 온도가 낮아 플레밍이 휴가를 마치고 돌아왔을 때 세균은 많이 자라지 않았다. 특히 곰팡이로 오염된 주변에는 세균이 자라지 않아 배지 내에서 세균이 자란 부분과 그렇지 않은 부분을 구별할 수 있었다. 내버려둔 배지를 발견한 플레밍은 무심코 배지를 들여다본 순간 세균이 자라지 않은 부분을 발견하고 곰팡이의 어떤 능력이 그 주변에 세균을 자라지 못하게 했는지를 알아내려 했다. 이 과정에서 푸른곰팡이인 페니실리움 노타툼Penicillium notatum에 들어 있는, 항생 효과를 지닌 물질을 찾아내 페니실린이라 이름 붙였다.

플레밍은 페니실린이 자신이 연구 재료로 삼고 있던 포도(狀)구균, 연쇄(狀)구균, 뇌막염균, 임질균, 디프테리아균 등을 성장을 억제할 수 있음을 발견했다. 그러나 페니실린의 항균력은 플레밍의 기대에 훨씬 미치지 못했다. 지속시간도 짧았고, 유효성분도 순수하게 분리해내지 못했다. 1929년 5월에 플레밍은 "곰팡이로부터 얻은 물질의 항균력이 우수하기는 하나 생체 내에서는 효과가 없을 것"이라는 논문을 발표한 후 연구를 중단했다. 결과적으로 플레밍의 발견은 앞선 연구자들이 발견한 곰팡이의 항균 효과와 별 차이가 없었고, 서서히 잊히기 시작했다.

페니실린을 살려내어 세상을 바꾼 플로리와 체인

앞선 발견과 아무 차이가 없이 역사 속으로 사라져가던 페니실린을 살려낸 학자는 하워드 플로리Howard Walter Florey와 언스트 체인Ernst Boris Chain이었다. 1935년부터 옥스퍼드대학교에서 병리학 교수로 일하기 시작한 플로리는 이듬해에 체인을 초빙해 함께 연구를 진행했다. 초기에 이들은 리소자임을 순수분리해 작용기전을 알아내고자 했다. 이 과정에서 플레밍의 연구에 관심을 가지게 되었고, 그가 쓴 논문을 유심히 검토했다. 플로리와 체인은 플레밍이 발견한 물질에 대해 새로운 방법으로 연구를 하면 다른 결과를 얻을 수 있을 거라 기대하고 재검토에 들어갔다.

그들이 보기에 플레밍은 적정 용량을 측정하는 일에서 문제가 있었다. 따라서 용량에 따른 사용기간을 측정하면 더 나은 연구결과를 얻을 수 있을 거라 기대하고 연구에 착수했다. 순수

분리한 페니실린 분말을 이용해 1940년부터 동물실험을 수행해 감염증이 발생한 쥐에서 페니실린이 유효하다는 논문을 발표했다. 이들이 페니실린을 분리하기 위해 사용한 곰팡이는 페니실리움 크리소게늄Penicillium chrysogenum이었다. 플로리와 체인은 페니실린을 대량으로 분리하기 위한 연구와 환자 대상의 임상시험을 실시해 1941년에 페니실린이 감염병 치료제로 유효함을 주장하는 논문을 발표했다. 그러나 영국의 제약회사들이 관심을 가지지 않는 바람에 미국에서 대량생산에 들어갔다.

2차 세계대전이 한창이던 1943년부터 페니실린은 부상병 치료에 널리 이용되기 시작했다. 그해에 페니실린의 구조식도 밝혀지고, 구조의 작은 차이에 따라 종류도 다양함이 알려졌다. 2차 세계대전이 끝난 직후 수여된 1945년의 노벨 생리의학상 수상자로 페니실린을 발견한 플레밍, 페니실린을 대량 합성하고 그 효과를 입증한 플로리와 체인이 선정되었다. 플레밍은 자신의 수상이 당연하다고 생각했지만 플로리와 체인은 플레밍이 페니실린의 활용에 대해 무관심했으므로 공동 수상이 반가운 소식은 아니었다. 그러나 페니실린의 가치가 입증된 후부터 플레밍이 매스컴과 원만한 관계를 유지하면서 인터뷰 등을 통해 자신의 업적을 잘 이야기한 것이 인터뷰를 자주 거절한 플로리와 체인보다 더 이름이 잘 알려지는 결과를 낳았다.

1945년 노벨 생리의학상 수상자 3명이 발견한 페니실린은 곰팡이로부터 세균에 의한 감염병을 치료할 수 있는 물질을 발견할 수 있음을 보여준 첫 예에 해당한다. 그 후로 다양한 종류의 곰팡이로부터 다양한 항생제가 발견되어 인류를 감염병의 위험에서 구해줄 수 있게 되었다. 페니실린이 처음 사용되기 시작한 1943년은 2차 세계대전 중이었으며, 전상자 치료에 페니실린이 이용되면서 짧은 시간에 그 효과가 잘 입증되어 전쟁으로 항생제 보편화를 앞당겼다고 할 수 있다.

질병에 맞선 인류의 두 번째 승전보

항암제로 사용하는 항생제,
항바이러스제로 사용하는 항암제

항암효과를 지닌 물질을 발견한 왁스먼

인류 최초의 항생제인 페니실린의 등장은 인류 역사상 가히 혁신적인 사건이었고, 이로써 인간은 세균에 의한 감염으로부터 스스로를 보호할 수 있게 되었으며 그러한 발전은 인간의 기대수명이 과거에 비해 늘어나는 데 일조했다. 왁스먼의 연구팀은 토양 내 미생물에서 페니실린처럼 멸균효과를 지닐 수 있는 물질을 찾아내는 연구를 진행했는데 연구진 중 한 명인 르네 뒤보스Rene Dubos가 토양 미생물에서 세균을 죽일 수 있는 물질을 찾

는 방법을 알아냈다. 미국의 세균학자 셀먼 왁스먼Selman Waksman
은 뒤보스에게 세균 종류를 바꿔가면서 곰팡이 추출물을 이용
해 항균 효과를 보이는 물질을 찾아보자고 한 바 있다. 페니실린
은 그람 음성 세균(그람이 발견한 염색법으로 염색이 되지 않는 세균)을 사
멸하지 못하지만 뒤보스가 발견한 물질은 그람 양성 세균에 효
과가 없었다. 따라서 왁스먼과 우드럽에게는 그람 음성 세균을
사멸할 수 있는 물질을 찾는 것이 최우선 과제였다.

　　노력 끝에 1940년에 악티노마이시스(Actinomyces, 방선균증) 곰
팡이로부터 그람 음성 세균을 사멸할 수 있는 물질을 찾아낼 수
있었고, 악티노마이신actinomycin이라 이름 붙였다. 악티노마이신
은 그때까지 발견된 물질 중 가장 항균 효과가 강했지만 대신 독
성도 가장 강했다. 광범위하게 세균 잡는 약을 찾아내려는 왁
스먼의 계획은 그 후에도 계속해서 성과를 보여주었다. 엘리자
베스 호닝Elizabeth Horning이 1942년에 푸미가신fumigacin과 클라바신
clavacin을 발견하는 등 수많은 새로운 곰팡이와 항생물질이 계속
해서 발견되었다. 그러나 모든 항생물질이 사람에게 사용 가능
한 것은 아니었으므로 세상에는 참으로 다양한 물질이 존재하
고 있고, 사람에게 사용하기 위해서는 독성과 부작용에 대한 검
증이 철저히 이루어져야 한다는 사실도 알려졌다.

뒤보스는 1942년에 세균이 항생물질에 저항성을 가지게 되는 경우 해결이 어려워질 수 있음을 경고했다. 그는 그 후로 평생 사람의 면역과 세균의 저항성, 토양 미생물과 생태를 대상으로 하는 사람과 미생물의 공존 관계 등 다양한 연구를 진행했다. 1949년에 러트거스대학교에 설립된 미생물학연구소 초대 소장으로 왁스먼이 임명되었다. 그는 자신이 발견한 항생물질에 대한 이익금의 많은 부분을 이 연구에 사용했다. 왁스먼은 스트렙토마이신 발견의 공로를 인정받아 1952년 노벨 생리의학상을 수상했으며, 세상을 떠날 때까지 18권의 책과 400편이 넘는 논문을 남겼다.

왁스먼은 "유기체(곰팡이)에서 분리한 화학물질로 세균을 사멸할 수 있는 물질"이라는 의미로 항생제antibiotics라는 용어를 사용하기 시작했다. 원래 세균을 죽이는 약을 의미하는 항균제는 유기체에서 분리한 항생제와 도마크처럼 세상에 존재하지 않는 물질을 합성해 사용하는 화학요법제로 구분했다. 그러나 지금은 항생제도 곰팡이를 키우지 않고 유기체의 구조를 바꾸거나 아예 새롭게 합성해 사용하고 있으며 항생제라 하면 화학요법제를 포함해 항균제 대신 사용하는 경향이 있다.

항암제로 사용되는 항생제

약 반세기 전에 우리나라에서는 감염병 치료제를 의미하는 용어로 '마이신'을 사용하곤 했다. 악티노마이신과 스트렙토마이신 외에도 겐타마이신, 링코마이신, 테라마이신 등 세균의 성장을 막는 약은 여러 가지 발견되었다. 특이한 것은 악티노마이신 D(Actinomycin D, 아래 닥티노마이신)은 1964년부터 미국 식품의약품안전처의 승인을 받아 난소암 일부, 고환암, 윌름스 종양, 횡문근육종 등 다양한 종류의 암을 치료하기 위해 사용되고 있다. 세균을 죽이는 약이 항암제로 사용되는 이유는 무엇일까?

사람에게 해로운 세균이든 암세포든 사람 몸속에서 자라나지 않는다면 사람에게 큰 해가 없다. 숫자가 늘어나야 사람에게 해가 될 정도로 큰 문제를 일으킬 수 있지 우연히 침입하거나 변이에 의해 생겨난 적은 수로는 특별한 병을 일으키지 않는다. 닥티노마이신은 DNA에 결합함으로써 RNA 중합효소가 DNA로부터 RNA를 만드는 과정을 막는다. 이렇게 되면 리보소체(리보솜)로 유전정보가 전달되지 않으므로 결국 세포가 성장(분열)하지 못하게 된다.

세균은 핵이 없는 원핵세포 단세포생물이고, 암세포는 진핵세포라는 점이 차이다. 원핵세포와 진핵세포는 핵의 유무 외에도 아직까지 학자들이 발견하지 못한 차이도 있으므로 일부 항생제는 세균을 죽이기는 하지만 사람과 같은 진핵세포에서는 아무 효과를 지니지 못하는 경우도 있다. 닥티노마이신은 세균이든 암세포든 DNA에 닥티노마이신이 끼어들어가면 생존을 어렵게 하므로 원핵세포와 진핵세포를 가리지 않고 같은 효과를 보여준다. 1964년에 항암제로 개발된 지도부딘이 1987년부터 항바이러스제로 사용되는 것과 같이, 같은 해에 의료용으로 승인된 닥티노마이신도 처음 개발 목적과는 다르게 항암제로 사용되고 있다.

20세기에 등장한 에이즈의 원인은 인체면역결핍바이러스HIV

1981년 5월 18일, 뉴욕의 한 신문에 면역기능이 크게 떨어진 상태여서 사소한 감염에 의해 죽음에 이를 수 있는, 무서운 미지의 병에 대한 기사가 보도되었다. 6월이 되자 이 새로운 병을 가진 환자 다섯 사례가 보고되었다.

이 병에 걸린 환자들의 특징은 면역 기능이 아주 떨어진 사람들에게만 발생하는 주폐포자충에 감염되어 있고, 모두 동성연애를 하는 남성이었으며, 약물을 주사한 경력이 있다는 것이었다. 그리고 얼마 후 카포시 육종이라는 희귀한 피부암도 발생했다. 조사에 들어간 미국 질병통제예방센터는 1982년부터 그 증상을 에이즈(AIDS, Acquired Immune Deficiency Syndrome, 후천성면역결핍증)라 부르기 시작했다.

처음 발견된 환자들은 병이 거의 말기까지 진행되어 면역 기능이 완전히 떨어지다시피 했다. 그러다 보니 에이즈라는 진단명이 붙는 것은 곧 '얼마 지나지 않아서 죽음을 맞이함을 예고'하는 것과 마찬가지였다. 마약중독자와 같이 나쁜 짓을 하는 사람들에게 '하늘이 내린 벌'과 '20세기 페스트'라는 별명도 붙여졌다. 그랬으니 1980년대 이후 에이즈는 가장 무서운 병으로 여겨지기 시작했다.

1983년에 프랑스의 바이러스 학자 프랑수아즈 바레시누시Françoise Barré-Sinoussi와 분자생물학자 뤼크 몽타니에Luc Montagnier는 에이즈의 원인이 되는 인체면역결핍바이러스Human Immunodeficiency Virus, HIV를 발견했다. 몽타니에는 림프절병증관련바이러스lymphadenopathy-associated virus, LAV라 했으나 1986년부터 HIV라 부르기 시작했다. 시누시와 몽타니에는 에이즈의 원인이 되는 바이러스를 발견한 공로를 인정받아 2008년에 노벨 생리의학상을 수상했다. 에이즈라는 진단이 붙기만 하면 목숨을 잃는 것 외에 별다른 방법이 없었으니 에이즈는 공포의 감염병이 아닐 수 없었다. 환자 수가 급속도로 늘어난 것은 아니었으므로 언제 어떻게 감염될지 모르는 채 보낸 2년은 공포의 시기였지만 원인을 찾아냈으니 치료약과 백신 개발이 시급히 요구되는 과제였다.

결과적으로 지금까지 40년의 세월이 흐르는 동안 백신은 개발되지 못했다. 가장 큰 이유는 HIV가 변이를 워낙 잘 일으키기 때문이다. 백신으로 예방하고자 하는 것은 병원체를 미리 경험하게 함으로써 다음에 실제 병원체를 만났을 때 면역력을 더 잘 발휘하게 하는 방법이다. 그러나 HIV는 변이가 워낙 잘 생기므로 안정적으로 유지하고 있는 부위를 대상으로 백신을 개발하는 일이 아주 어렵다는 것을 지난 40년간 경험하고 있다. 기껏 아이디어를 내 백신으로 사용할 물질을 개발해도 이 물질을 백신으로 사용하면 HIV는 어느새 변이를 일으켜 사람이 면역력을 가질 수 없는 형태로 바뀌어 버린다. 지난 40년간 의학자들과 HIV는 백신 개발과 백신을 무용화하기 위한 변이 형성을 위해 계속 전투를 하고 있지만 지금까지는 HIV가 계속 승자가 되고 있는 중이다.

기대한 백신이 개발되지 못해 사람이 HIV에 감염되는 것을 예방하지는 못하지만 다행히 치료제가 개발되어 HIV 감염을 거의 해결해주고 있다. 여기서 '에이즈'라는 용어 대신 'HIV 감염'이라는 용어를 쓴 것은 두 가지를 구별하기 위해서다. 아무 증상이 없는 사람이 건강검진을 받거나 헌혈을 한 후 시간이 흘러 검사 결과를 통보받을 때 "HIV 감염이 의심되니 정밀검사를 받으십시오"라는 통보를 받았다고 가정해보자. 죽을병에 걸렸다고 걱정할 게 아니라 병원에 가서 정밀검사를 받으면 된다. HIV 감염으로 판정되더라도 걱정할 필요는 없다. 'HIV 감염'이란 '몸에 에이즈의 원인이 되는 바이러스가 들어와 있다'는 뜻일 뿐 '이 바이러스가 마구 증식해 면역을 담당하는 세포를 파괴함으로써 후천성 면역이 결핍된 에이즈'라는 이야기는 아니기 때문이다.

40년 전의 경험과 같이 에이즈에 걸리면 목숨이 위태롭지만 증상이 없는 상태에서 HIV가 감염되었음을 알았다면 걱정할 필요가 없다. 이 바이러스가 핏속의 백혈구에 감염되어 파괴시키기 전에 치료를 시작해 바이러스가 더 이상 자라지 못하게 하는 약을 사용하면 된다. 서로 다른 작용기전을 가진 세 가지 약을 동시에 8주 정도 사용하면 몸속에서 바이러스가 사라지는 경우가 꽤 있다. 중요한 점은 빨리 치료를 해야 한다는 점이다. 그래야 타인에게 바이러스를 전파할 가능성이 줄어들고, 바이러스를 퇴치하기도 쉬워진다. 혹시라도 HIV 감염이 의심된다는 이야기를 듣는 경우는 의사를 만나 상의하면 된다. 에이즈로 진행되려면 긴 시간이 필요하므로 그전에 바이러스를 처리하면 해결 가능하지만 바이러스의 수가 많이 늘어나면 약으로 바이러스 증식을 막는 것보다 바이러스가 자라는 속도가 더 빨라서 치료가 어렵기 때문이다.

최초로 사용된 HIV 감염 치료제는 실패한 항암제

암, 감염, 성장은 서로 다르게 보이지만 세포가 증식해 수가 늘어나야 한다는 공통점이 있다. 몸속에서 암세포가 생겨나건, 세균이나 바이러스가 침입해 감염이 되건, 몸에 해가 되려면 세포 수가 늘어나야 하며, 세포 수가 늘어나지 않으면 그 상태에서 더 이상 진행이 되지 않으므로 인체에는 아무 문제가 생기지 않는다.

아기가 태어나서 어른으로 자라나는 것도 세포 수가 증가하는 현상이고, 인체 세포에 문제가 생겨 병이 발생한 후 치료 과정에서 세포가 재생되는 것도 세포 수가 증가하는 현상이다. 암 치료를 하는 경우에 탈모, 소화불량, 면역억제의 부작용이 나타나는 것은 암세포는 물론 정상적으로 세포가 잘 자라는 머리카락, 작은창자의 융모세포, 골수세포가 자라나지 못하기 때문이다. 암세포만 선택적으로 억제할 수 있다면 치료 시 부작용을 크게 줄일 수 있으므로 그런 약을 개발하기 위해 노력하고 있다.

1960년대에는 암이 RNA 바이러스라 할 수 있는 레트로바이러스에 의해 발생한다는 증거를 찾으려는 연구가 많이 이루어졌다. 결과적으로 미국의 바이러스 학자 하워드 테민Howard Temin과 미국의 생물학자 데이비드 볼티모어David Baltimore는 RNA 바이러스가 숙주세포에서 DNA를 합성하는 데 이용되는 역전사효소reverse transcriptase를 발견함으로써 이를 증명했고, 1975년에 노벨 생리의학상을 수상했다.

RNA 바이러스가 증식하려면 숙주세포 내에서 숙주세포의 능력을 이용해 DNA를 합성해야 한다. DNA를 합성하려면 재료가 있어야 하며, 이때 정상적인 재료가 사용될 부위에 더 이상 합성을 못 하게 하는 재료를 넣어 DNA 합성을 억제함으로써 바이러스의 증식을 막을 수 있다. 현재 이와 같은 기전으로 작용하는 항암제와 항바이러스제가 널리 이용되고 있다.

DNA 합성을 막는 물질 중에서 아지도티미딘(azidothymidine, 상품명 zidovudine, 아래 지도부딘)은 1964년에 제롬 호르위츠Jerome Horwitz가 처음 개발했다. DNA를 구성하는 네 개의 염기 A, C, G, T 중에서 T와 유사한 구조를 가진 지도부딘은 T가 들어갈 자리에 끼어들어가지만 그 후로의 합성은 못 하게 하는 구조를 가지고 있다. 호르위츠는 이를 항암제로 사용하려 했으나 동물실험에서 좋은 효과를 지닌 암을 찾지 못해 사용하지 못했다. 생명과학에서는 이론과 실제가 다른 경우가 얼마든지 있으므로 동물실험이 필수적으로 수반되어야 하고, 그 과정에서 기대에 맞지 않게 좋은 효과를 얻지 못한 것이다.

10년간 감추어져 있던 지도부딘의 효과는 1974년에 독일의 볼프람 오스터태그Wolfram Ostertag에 의해 재발견되었다. 레트로바이러스에 속하는, 쥐에서 백혈병을 일으키는 바이러스의 감염을 억제하는 효과가 발견된 것이다. 그러나 이 바이러스는 사람에서 특별한 문제를 일으키지 않으므로 다른 학자들의 관심을 끌지 못한 채 지나가고 말았다.

1983년에 레트로바이러스의 일종인 HIV가 에이즈의 원인임이 증명되자 이 바이러스의 증식을 막을 수 있는 물질을 찾기 시작했다. 과학적으로 바이러스에 특화된 약을 개발하는 것은 쉬운 일이 아니지만 이미 발견된 물질 중에서 이론적으로 사용 가능한 것들을 시험하는 것은 어렵지 않은 일이다.

지도부딘은 여러 레트로바이러스의 증식을 막는 효과가 있음이 입증되었고, 독성도 작은 것으로 밝혀져 있었다. 1985년에 HIV에 대한 지도부딘의 임상시험이 시작되었고, 그 결과 아주 좋은 효과를 보여주었으므로 미국 식품의약품안전처는 1987년에 사용을 승인했다. 그리하여 실패한 항암제 지도부딘이 최초의 HIV 치료제로 사용되기 시작한 것이다. 그 후로 지금까지 HIV 감염을 막을 수 있는 다양한 약이 개발되어 현재는 HIV 감염환자가 발견되면 작용기전이 서로 다른 약을 동시에 투여하는 칵테일 요법을 통해 치료를 하고 있다.

아무리 특효약이 없다 하더라도 병원에서 의사가 환자를 그냥 지켜보면서 스스로 낫기를 기다리는 일은 오늘날의 병원에서 거의 벌어지지 않는다. 원인을 모르더라도 열이 나면 해열제를 주는 것처럼 조금이라도 환자에게 도움이 될 방법을 찾는 것이 일반적인 의사들의 태도다. 의학자들은 아무리 작은 지식이라도 알고 있는 게 있다면 그걸 이용해 환자에게 도움이 될 만한 방법을 찾기 위해 노력한다. 의학 지식이 증가하면 새로운 문제가 발생하더라도 해결이 쉬워진다. 폐기 처분된 항암제 지도부딘이 HIV 감염에 사용할 수 있었던 것도 죽은 지식이 살아나 의학에 도움을 준 예다. 한 번 실패는 실패로 끝나는 것이 아니라 그 과정에서 얻은 지식이 언제든 재활용될 수 있는 점이 의학의 특징이라 할 수 있다.

질병의 역습, 항생제 내성균의 출현

인간과 세균의 군비 경쟁

세균(박테리아)에 의한 감염병을
해결할 수 있을 것이라는 희망의 대두

'과학적 사고'를 기반으로 한 의학이 발전하며 항생제, 항암제 등 신약이 개발되었고 질병 대 의학의 전쟁은 의학의 승리로 끝나는 듯했다. 그러나 이때까지는 예상하지 못한 반전이 기다리고 있었다. 바로 내성균의 탄생이다. 유사 이래 사람과 세균(박테리아)은 함께 살아왔다. 사람 피부에 붙어 있는 세균은 비누칠을 하고 샤워를 하면 대부분 떨어져 나가지만 얼마 지나지 않아서 다시 자리를 잡기 시작한다. 보통 때는 아무 일 없이 피부에 붙어 있는 세균이 가끔씩 사람의 몸 상태가 나빠져 면역기능이 떨어지면 피부에서는 물론 사람 몸속으로 침투해 병을 일으키기도 한다.

입 속에서 살고 있는 세균은 충치를 비롯해 다양한 문제를 일으키고, 몸속 곳곳에는 세균이 분포해 살고 있다. 특히 세균이 많은 창자에서는 별별 일이 다 일어나는데 사람이 필요로 하는 영양소를 만들어주기도 하고, 소화를 촉진시키기도 하며, 대사를 통해 인체 항상성을 잘 유지해주기도 한다. 도대체 얼마나 많은 세균이 존재하는지 확인조차 불가능하지만 대부분의 세균은 사람에게 피해를 입히지 않는다. 그러나 그 종류가 워낙 많다 보니 사람에게 큰 피해를 입히는 세균도 있다.

역사적으로 14세기와 19세기에 대유행을 하면서 인류를 공포에 몰아넣은 페스트와 콜레라는 세균에 의해 발생하는 감염병이다. 그 외에도 결핵, 한센병, 매독 등 세균에 의해 발생하는 수많은 감염병이 수시로 인류에게 피해를 입혀 왔다. 1910년에 독일의 미생물학자 파울 에를리히Paul Ehrlich가 합성한 살바르산606이 매독 치료제로 시판되기 시작했다. 이로써 이 세상에 존재하지 않는 화학물질이지만 세균을 죽일 수 있는 약을 인류가 개발할 수 있음을 보여주었다. 그로부터 18년 후 영국의 플레밍은 곰팡이 속에 세균을 죽일 수 있는 물질이 들어 있음을 알아냈다. 단세포 생물인 곰팡이의 입장에서 자신보다 작은 세균이 침입하는 경우 이를 물리칠 방법이 없었으니 세균을 죽일 수 있는 물질을 간직하고 있는 것이다. 페니실리움 루벤스Penicillium rubens 곰팡이에서 발견된 이 물질을 페니실린이라 한다.

역사적으로는 세균이 수시로 감염병을 인류를 괴롭혀왔지만 20세기에 접어들어 세균을 죽일 수 있는 물질을 발견함으로써 해결의 실마리가 보이기 시작했다. 세균감염을 해결할 수 있는 새로운 물질을 합성할 수도 있고, 곰팡이로부터 찾아낼 수도 있음을 알게 된 학자들은 그로부터 지금까지 약 한 세기가 지나는 동안 세균감염을 해결할 수 있는 수많은 물질을 찾아내어 약으로 판매하고 있다. 문제는 20세기 중반 이후 그 위세가 약화해 서서히 사라질 것으로 예상된 세균 감염질환이 여전히 인류에게 골치 아픈 문제 중 하나라는 것이다. 세균은 인류에게 타도의 대상이 아니라 함께 살아가야 할 동반자인 것이다.

대학생이 방학 중에 발견한 노벨상 수상업적

1925년 뉴저지에서 태어난 분자생물학자 조슈아 레더버그 Joshua Lederberg는 컬럼비아대학교 동물학과를 졸업한 후 의과대학으로 진학했다. 동물학과 재학 시 미생물을 가르친 프랜시스 라이언Francis J. Ryan의 영향으로 기초의학 연구에 관심을 가지게 된 그는 의과대학 재학 중이던 1946년에 여름방학을 이용해 연구를 해보고자 했다. 레더버그가 방학 중에 연구를 하고 싶다는 이야기를 들은 라이언은 더 좋은 연구 여건을 가진 에드워드 테이텀Edward Laurie Tatam을 소개해주었다. 그해 여름, 테이텀의 연구실에서 일을 한 레더버그는 세균이 무성생식한다는 개념과 다른 새로운 발견을 했다. 두 마리의 세균이 서로 붙었다가 떨어지는 접합현상에 의해 유전자를 교환하는 유성생식이 이루어진다는 것이었다. 즉 세균은 무성생식뿐 아니라 유성생식도 함께 하는 것이다.

자신의 발견에 흥미를 가진 레더버그는 의학 공부를 중지하고 세균에서 일어나는 유전물질의 교환 방식에 대한 연구를 계속해 1947년에 예일대학교에서 박사 학위를 받았다. 그 직후 위스콘신대학교 교수로 부임하면서 평생 기초의학자의 삶을 산 레더버그는 21세에 이룬 연구 업적으로 1958년 노벨 생리의학상 수상자가 됨으로써 '최연소에 이룬 연구 업적으로 받은 노벨 생리의학상'이라는 기록을 남겼다. 레더버그는 평생 수많은 연구 업적을 남겼고, 록펠러대학교 총장을 역임하기도 했다. 방학 중에 그를 지도한 테이텀 역시 "유전자가 특정한 화학반응을 조절함으로써 작용한다"는 사실을 발견한 업적으로 1958년에 노벨 생리의학상을 수상하게 된다.

세균이 항생제 내성을 가지게 되는 원리

그런데 세균은 어떤 방법으로 항생제 내성을 가지는 것일까? 레더버그는 자신의 발견이 항생제 내성과 관련이 있다는 사실을 몰랐지만 두 세균이 붙었다 떨어지면서 유전물질을 교환하는 접합이 바로 항생제 내성 발현의 가장 중요한 기전이 된다. 항생제에 내성을 가지는 원리로 가장 대표적인 것은 내성을 가질 수 있는 플라스미드plasmid DNA를 얻는 것이다. 플라스미드 DNA는 세균의 염색체 바깥에 존재하는 DNA를 가리킨다. 세균이 플라스미드 DNA를 가지지 않는 경우도 있으며, 가지고 있는 경우에는 자신이 가진 고유의 DNA에 담겨 있는 유전자 외에 다른 유전자를 더 가질 수 있으므로 그 유전자로부터 생명현상을 조절하는 단백질을 더 합성할 수 있다.

예를 들어 인류가 암피실린ampicillin이라는 항생제를 개발해 포도(상)구균(Staphylococcus aureus, 황색포도(상)구균이라고도 한다)을 공격하기 시작하자 암피실린에 대책이 없던 포도(상)구균은 급격히 줄어들기 시작했다. 그러던 중 베타-락타메이스β-lactamase 효소를 합성할 수 있는 유전자를 가진 포도(상)구균이 늘어나기 시작했다. 베타-락타메이스는 암피실린을 비롯해 베타-락탐 고리β-lactam ring 구조를 가진 물질을 파괴할 수 있다. 따라서 암피실린에 의해 사멸되던 포도(상)구균이 더 이상 사멸되지 않고, 내성을 가지게된 것이다.

이렇게 내성을 가지게 된 것은 포도(상)구균이 다른 포도(상)구균과 접합했다가 떨어질 때 베타-락타메이스 유전자를 가진 플라스미드 DNA를 서로 주고받기 때문이다. 처음 암피실린의 공격을 받았을 때는 수많은 세균이 죽어나갔지만 어느 날 베타-락타메이스 유전자를 가진 플라스미드 DNA가 나타나 세균이 서로 주고받고 복제를 하면서 베타-락타메이스 유전자를 가지지 않은 포도(상)구균은 도태되고, 베타-락타메이스 유전자를 가진 포도(상)구균만 살아남게 된다. 이것이 특정 세균이 항생제 내성을 가지게 되는 기전이다. 암피실린에 내성을 가진 포도(상)구균이 발견되자 의학자들은 암피실린에 내성을 가진 포도(상)구균도 사멸할 수 있는 메티실린methicillin을 개발했다. 메티실린은 암피실린 내성 포도(상)구균을 잘 처리하는 듯했으나 얼마 지나지 않아서 메티실린에도 내성을 가진 포도(상)구균이 발견되었다. 그러자 전체 포도(상)구균 중에서 메티실린에 내성을 가진 포도(상)구균이 늘어나기 시작했다.

의학자들은 또 메티실린에 내성을 가진 포도(상)구균에 효과를 지닌 반코마이신을 개발했다. 이와 같이 의학자들과 세균은 서로 승리를 거두기 위한 경쟁을 계속하고 있다. 세균이 항생제에 내성을 가지는 가장 중요한 원리는 플라스미드 DNA를 서로 주고받는 것이다. 이는 세균 입장에서 보면 진화 과정에서 가지게 된 세균의 생존 원리이기도 하다. 결국 인간은 세균과의 전쟁에서 완벽한 승리를 거두지 못했다. 오히려 세균을 포함한 미생물은 인류가 함께 살아가야 할 동반자라는 사실을 깨닫고 공존할 수 있는 방법을 찾기 위해 노력하는 것이 감염병 해결을 위한 좋은 방법이라는 점을 깨달았을 뿐이다.

세상이 이렇게 발전했는데
질병은 왜 사라지지 않는가

사회 변화가 불러오는 새로운 질병

첨단지식의 총합인 현대의학

내성균의 탄생처럼 질병이 진화해 인간을 위협하는 경우가 있는가 하면, 인간이 이룩한 사회 발전이 그 자체로 인간을 위협하는 경우도 있다. 다만 인간의 발전이 너무 눈부시게 빠르다 보니 그 그림자를 놓치기 쉬울 뿐이다. 실제로 오늘날에는 두어 달이면 의학지식이 두 배로 늘어난다는 주장이 있을 정도로 새로운 지식이 급속도로 늘어나고 있다. 의과대학에서 공부하는 의학지식은 그 학생들이 사회에서 의사로 일하게 되었을 때 쓸모없게 되는 일이 꽤 있다. 수많은 약이 수시로 등장하고, 또 사라지고 있으며 새로운 치료법이 시도 때도 없이 등장해 지식의 양에 짓눌린 의사들에게 공부를 더 하라는 압력을 가하고 있다. 게다가 새로운 기계까지 수시로 개발되어 신기술에 익숙하지 않은 의사들에게는 의사 역할을 잘하기가 점점 어렵게 되어가고 있다.

현대의학이 과거에는 손을 쓰지 못하던 중환자들을 살릴 수 있게 된 예는 얼마든지 있다. 20세기 후반에 조금씩 시도되다가 이제는 어느 정도 보편화된 고압산소 치료법은 수년 전 시험을 마친 고등학교 졸업 예정자들이 펜션에 놀러 갔다가 일산화탄소 중독에 의해 목숨을 잃을 위기에 처했을 때 여러 생명을 구한 바 있다(모두 생존하지는 못했으므로 치료조차 받지 못하고 세상을 떠난 이들의 명복을 빈다). 아직 완전히 해결되지는 못한 채 토착화하고 있는 코로나19는 그 위력이 초기보다 크게 약해졌다. 치명적인 감염병이 시간이 지날수록 사람에게 덜 위험해지는 건 역사적으로 흔히 볼 수 있는 일이다. 코로나19의 경우 감염력이 아주 강하고, 초기에 일부 국가에서는 치명률이 10퍼센트에 이를 정도여서 환자에게 적절한 의학적 처치가 이루어지기 전에 환자가 급속히 발생함으로써 의료진까지 피해를 입는 등 걷잡을 수 없이 환자가 늘어나는 현상이 문제가 되었다.

새로 나타난 병이어서 지식이 부족한 상태에서 치료제와 예방법을 찾아야 하는 상황에서 전 세계가 힘을 합쳐 노력한 결과 1년 만에 백신을 개발하는 데 성공했다. 그 이전에 가장 빨리 개발한 백신이 모리스 힐만Maurice Hilleman이 개발한 유행성이하선염 백신으로 4년이 걸렸던 것과 비교하면 엄청나게 빠른 기간이었다.

이렇게 전보다 짧은 시간에 백신 개발이 가능했던 것은 코로나19에 대한 해결책을 찾는 일이 워낙 시급했으므로 일반적인 경우보다 빠르게 임상시험을 시행한 이유도 있지만 이미 백신 개발 경험이 많이 축적되어 있었으므로 연구시설과 연구 진행이 개발 속도를 전보다 훨씬 빠르게 할 수 있었기 때문이다. 과거와 비교한 현대의학의 우수성은 의학의 많은 분야에서 드러나고 있는데 의학 발전이 질병 발전을 야기한다는 것은 무슨 뜻일까?

세상의 발전이 질병의 원인이 되는 예

원시시대에는 교통사고가 없었다. 굳이 있다면 걷다가 넘어져 부상을 입거나 동물을 사냥하기 위한 목적 등으로 뛰어가다가 넘어져 부상을 입는 경우 정도였다. 그러나 사람의 힘으로 움직이던 시대를 지나 동물을 타고 다니는 시대가 되자 교통사고가 급증하기 시작했다. 각자의 힘으로 걷기보다는 동물의 힘을 이용하는 것이 더 빨리 더 멀리 이동할 수 있게 되자 동물을 길들여 주어진 시간 내에 더 빨리 달리기 위한 경쟁이 시작되었다. 그로부터 사고가 발생하는 경우 피해도 더 커지기 시작했다.

동물을 이용하는 시대를 거쳐 산업혁명에 의해 근대화가 진행되자 이동을 위한 수많은 기계가 개발되었다. 자전거, 자동차, 비행기, 배와 같이 크기가 커질수록 한 번의 사고에 의한 피해는 걷잡을 수 없을 정도로 커졌다. 세상의 발전이 사람에게 새로운 질병을 가져오게 한 것이다. 1976년 8월 8일, 미국 필라델피아에 있는 벨레뷰-스트래트포드Bellevue-Stratford 호텔에서 재향 군인들의 모임이 열렸을 때 약 2000명이 참석해 221명이 감염되고, 34명이 목숨을 잃는 일이 발생했다. 처음에는 무슨 병인지 몰라서 재향군인병이라 한 이 감염병은 1977년 1월 18일에 레지오넬라균에 의한 감염병임이 최초로 알려졌다.

더위를 식히는 에어컨(냉방기)의 발견이 레지오넬라 감염증을 유발한 것이다. 에어컨은 냉각수를 이용하므로 냉각수에서 레지오넬라균이 증식해 비말 형태로 사람으로 전파되어 감염증을 일으킨다. 여름이 더워지고 길어질수록 더위를 이겨내기 어렵다 보니 에어컨을 사용하는 경우가 잦아지면서 환자 발생도 늘어났다.

지금은 아지스로마이신이나 레보플록사신과 같은 약으로 레지오넬라균 감염에 의한 레지오넬라증 치료가 가능하다. 그래도 한 번에 다수의 환자가 발생하곤 하면서 사람들을 위협하고 있다. 2001년 7월에 스페인에서는 약 1만6000명이 이 세균에 노출되어 확진된 환자 449명중 6명이 세상을 떠나는 등 냉방기기구를 많이 사용하는 잘 사는 나라에서 수시로 환자가 발생하곤 하며, 치명률은 1~10퍼센트 정도다.

우리나라에서도 2000년에 레지오넬라증이 제3급 법정전염병으로 지정되었다. 3급 전염병은 1급 전염병만큼 빠르게 전파되고 파급 효과가 크지는 않지만, 반복해 유행할 가능성이 있어서 지속적으로 감시를 하고 유행할 경우에 방역을 위한 대책을 세워야 하는 병을 가리킨다. 우리나라에서는 매년 보통 수십 명의 레지오넬라증 환자가 발생하고 있으며, 기저질환이 있는 경우는 사망에 이르는 경우도 있다. 에어컨만 없다면 환자 발생이 크게 줄어들 수 있을 텐데 에어컨 사용으로 인해 병이 생겨난 것이다.

의학 발전에 의한 질병 발생의 예

한편 약을 사용하면 부작용이 발생할 가능성이 있다. 따라서 의학적으로 유용한 약도 질병 발생의 원인이 된다. 백신도 부작용이 생길 가능성이 있고, 수술도 잘못하면 병을 고치려다 더 심각한 부작용을 얻는 경우가 생긴다. 또한 병을 고치기 위해 입원했다가 병원에서 병을 얻는 경우도 있으니 병원 내 감염이 이에 해당한다. 의학이 발전할수록 질병 발생이 증가하는 예는 얼마든지 찾을 수 있으며, 여기에서는 X선의 효과와 그로 인한 질병을 소개하고자 한다.

1901년에 첫 노벨 물리학상 수상자로 선정된 빌헬름 뢴트겐Wilhelm Conrad von Roentgen은 1895년에 X선을 발견했다. 암실에서 그때까지 알려지지 않은 빛 뒤에 손을 넣자 손뼈의 모양이 나타났으므로 손 내부를 볼 수 있음을 알게 되었다. X선에 대한 연구를 지속한 그는 1897년에 X선에 대한 자신의 연구 결과를 담은 책을 발표했고, 다이너마이트를 발견해 큰돈을 번 알프레드 노벨Alfred Nobel의 유언에 의해 제정된 노벨상의 첫 물리학상 수상자로 선정되었다.

뢴트겐이 발견한 X선은 신비스럽게 손을 뚫고 나와 유리판에

뼈의 모양만 선명하게 비춰주었다. 또 인체 내부를 볼 수 있는 용도 외에 다양한 용도로 사용할 수 있음이 알려졌지만 인체에 미치는 부작용도 알려지기 시작했다. X선을 이용해 어떻게 사진을 찍는지 시범을 보이던 사람들은 하루에 두세 시간 정도 X선을 노출시키는 경우 얼마 지나지 않아 피부가 건조해지고, 햇빛에 의해 화상을 입은 것과 비슷하게 피부에 화상 증상이 발생했으며, 손톱이 자라지 않거나 머리카락, 눈썹, 속눈썹이 모두 빠지는 경험을 했다.

미국 최고의 발명가로 유명한 토머스 에디슨Thomas Alva Edison 의 조수 한 명은 자신의 몸에 직접 X선에 노출시키는 실험을 하다 39세에 부작용으로 사망하기도 했다. 그러나 소량 노출은 부작용이 없음이 판명되었으므로 X선 사용범위는 점점 넓어졌다. X선 발견은 의학에서 방사선과라는 전문분야를 탄생하게 했고, 그로부터 진단방사선과, 치료방사선과, 핵의학과로 분화되어 현재는 전문의사로 인정받기 위해 세 분야에서 별도의 시험을 치러야 한다.

진단방사선과에서는 사진을 이용해 주로 인체 조직이나 기관의 변화를 일으키는 질병을 진단하지만 간암에서 혈관을 막는 치료를 하는 것과 같이 영상으로 인체 내부를 들여다보며 약물을 주입하는 질병 치료에도 일정 역할을 하고 있으므로 오늘날에는 영상의학과로 이름을 바꾸었다. 또 치료방사선과에서는 눈에 보이지 않는 빛을 인체에 필요 없는 종양세포에 집중시켜 그 세포를 파괴하는 방식으로 치료를 하므로 현재는 방사선종양학과라 한다. 참고로 종양세포의 성질에 따라 악성종양과 양성종양으로 구분할 수 있으며, 예후가 더 안 좋은 세포를 지닌 악성종양을 암, 예후가 상대적으로 좋은 세포를 지닌 양성종양을 혹이라고도 한다.

요즘은 몸에 원인 모를 통증이 발생하거나 어딘가에를 부딪힌 다음 병원에 가는 경우 "사진부터 찍어 이상이 있는지 확인해봅시다"라는 이야기를 듣는 일이 일상적일 정도로 X선으로부터 출발한 영상술이 의학에 큰 역할을 하고 있다. 이제는 턱과 이의 사진을 이용해 누구인지를 확인할 수 있을 정도로 영상술이 발전했지만 위에서 기술한 바와 같이 인체를 X선에 반복 노출시키면 심각한 위험에 빠질 수 있다. 암세포를 죽이는 건 좋은 일이지만 정상세포도 함께 파괴되므로 영상의학과에서 사진 찍는 일을 담당하는 분들은 납으로 만든 가운을 입어 X선이 인체로 침투하지 못하게 한다.

X선 연구에 큰 역할을 하여 각각 노벨상을 수상한 퀴리 부인

Marie Curie, Maria Salomea Sklodowska과 그 딸, 이렌 퀴리Irene Joliot Curie
는 X선에서 나오는 방사능 연구에 한평생을 바치며 학문 발전에
큰 공헌을 했지만 부작용이 덜 알려져 있던 시기에 방사선 과다
노출에 의한 부작용으로 일찍 세상을 떠나고 말았다. X선 발견
에 의해 의학이 한층 업그레이드되었으나 그로 인한 부작용이
목숨을 좌우할 정도로 심각한 병을 야기할 수 있으므로 과거에
는 피해자가 많았고, 지금도 주의가 필요한 상태다.

세상에 공짜는 없고, 무엇이든 대가가 필요하다

《논어》, 《맹자》, 《대학》과 더불어 유교에서 사서의 하나인 《중
용》은 극단을 선택하지 말고 중간의 도를 택하라는 내용을 담고
있다. 필자 나는 이런 유학 사상이 의학에서도 흔히 통용된다고
생각한다는 생각을 수시로 가지곤 한다. 고대 그리스에서 활약
한 "의학의 아버지" 히포크라테스는 사람의 몸 내부 또는 내부
와 외부의 조화를 강조했다. 이러한 사상은 근대 이후까지도 전
해졌고, 현대의학에서도 영양소를 섭취할 때 부족하며 영양실조
로 다양한 질병의 원인이 되지만 과다하여 비만이 발생하면 고

혈압, 고지혈증, 대사증후군, 당뇨병 등 여러 질병의 원인이 된다. 영양소도 적절히 섭취해야 하는 것이다.

　새로운 기술과 새로운 약을 개발하는 것과 같이 의학 발전은 사람의 질병과 건강문제 해결에 큰 도움을 주고 있지만 항상 도움이 되는 것은 아니다.고 그로 인해 다른 문제가 발생할 가능성이 항상 도사리기 때문이다. 따라서 기술로만 질병을 완전 정복한다는 것은 사실상 불가능에 가깝다. 인간의 신체와 외부 세계와의 자연발생적인 작용은 예상 불가능한 미지의 것이기 때문에 과거의 역사를 토대로 거시적인 관점에서 사고하려는 태도가 중요하다. 오묘하고 신비한 사람의 몸을 다룰 때는 눈앞에 보이는 문제에만 집중하지 말고 항상 넓은 눈으로 사람 몸은 물론 그 사람이 속해 있는 환경과 그 환경 속에서의 역할까지 총체적으로 파악할 필요가 있다.

DISEASE VERSUS MEDICINE

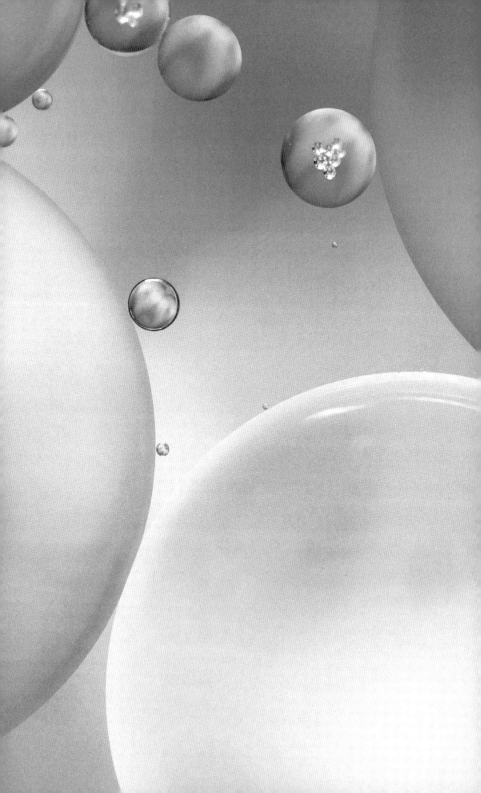

2부

보이지 않는
적과의 싸움

DISEASE
VERSUS
MEDICINE

인간이 모이는 곳에 감염병이 있다

페스트, 스페인 독감에서 코로나19까지

감염병이란 무엇인가

몇 년 전만 해도 인류와 감염병의 전쟁을 이야기하려면 역사 책을 뒤적이며 중세의 페스트나 20세기 초반의 스페인 독감을 꺼내 들어야 했다. 그러나 지금 우리는 코로나19라는 너무도 생생한 기억을 가지고 있다. 팬데믹이니 mRNA(메신저 리보핵산, 핵 안에 있는 DNA가 가진 유전 정보를 세포질 안의 리보솜에 전달하는 RNA) 백신이니 하는 어려운 용어가 한때 상식처럼 여겨지기도 했다. 그러니 감염병의 무서움은 굳이 말하지 않아도 익히 알고 있을 것이다.

감염병이란 미생물과 같은 원핵세포가 사람이나 동물과 같은 진핵세포로 전파되는 것을 가리킨다. 감염이 되었다고 반드시 병이 생기지는 않고, 일부의 경우에만 숙주세포에 해를 일으켜 병이 발생하게 된다. 새로운 감염병이 유행할 때면 '그 질병이 동물로부터 사람으로 전파되었다'는 이야기가 전해지는데, 실제로 메르스(중동호흡기증후군)는 낙타에서 사람으로 전파되었으며, 결핵은 소에서 사람으로, 에이즈는 원숭이에서 사람으로 전파된 것으로 추측된다.

어떤 감염병은 특정 종에서는 잘 전파되지만 다른 종의 내부에서는 아무 영향력도 미치지 못하는 경우가 있으며, 그 종의 면역기능에 의해 사멸하는 경우도 있다. 동물의 종에 따라 특정 미생물의 영향력이 완전히 다르게 나타나서 어떤 종에서는 병을 일으키고, 다른 종에서는 병을 일으키지 못하는 경우를 종간장벽이라 한다. 과거에는 대체로 물 또는 공기를 통해 누군가에게 전파되는 병을 전염병이라 불렀는데, 공포와 혐오의 대상이었던 전염병을 '개인이 죄를 지어서 벌로 받은 병'이라거나 '위생적이지 않은 사람에게 생기는 병'과 같이 잘못 인식하는 경향이 남아 있어 의학계에서는 '전염병' 대신 '감염병'이라는 용어를 사용하자고 제안하게 되었다.

과거 어떤 대체제도 없던 시절에는 감염병이 유행하면 그에 대한 사전정보가 없기 때문에 우연히 나타난 감염병이 저절로 사라지기를 기다릴 뿐이었다. 따라서 감염병은 공포의 대상이었으며, 두창(일본식 표기는 천연두), 매독, 한센병처럼 신체의 변형을 가져오는 경우에는 혐오의 대상으로 전락하기도 했다. 뒤에서 기술하겠지만 예방을 위한 백신이 등장한 것은 1796년에 영국의 의사인 제너가 종두법을 발견한 것이 처음이었다. 세균에 의한 감염병을 치료할 수 있는 약 중에서 사람이 합성한 것은 1909년에 독일의 화학자 에를리히가 발견한 살바르산606이다. 매독 치료제로 쓰인 살바르산이라는 명칭은 세상을 구하는 비소라는 뜻을 지닌다. 그리고 앞서 말했듯이 1928년이 되어서야 인류의 첫 항생제인 페니실린이 등장하게 된다. 백신과 약이 개발되어 예방과 치료가 가능해지면서 인류는 서서히 감염병의 공포에서 해방될 수 있게 되었다.

감염병의 원인이 되는 미생물의 분류와
감염병 발생을 위한 여섯 가지 조건

에볼라바이러스감염증처럼 치명적이거나 코로나19처럼 전파력이 아주 강한 감염병이 유행하는 경우 사람의 입장에서는 성가심을 넘어서 생활에 어려움을 가져오게 된다. 그런데 이 병을 일으키는 미생물 입장에서는 자신들의 생존을 위한 노력을 보여주는 것일 뿐 사람에게 입히는 피해는 사람이 가구를 만들기 위해 나무를 베는 것에 다를 바가 없다. 또 미생물이 사람이나 동물에 전파되어 감염병을 일으키기 위해서는 엄청난 노력이 필요하다. 이 과정에서 어느 한 과정만 제대로 넘어가지 못해도 병은 생기지 않는다.

전염병 발생 6요소

1. 병원체 (미생물, 기생충)

2. 병원소 (사람, 동물, 식물, 토양 등 병원체가 살고 있는 곳)

3. 병원소로부터 탈출 (기침, 배설물, 침 등)

4. 전파

5. 새로운 숙주로의 침입

6. 숙주의 감수성

표에 표시한 바와 같이 감염병 발생 과정은 여섯 가지 요소로 진행된다. 첫 번째 요소는 병원체(병을 일으킬 수 있는 미생물이나 기생충)의 존재다. 특정 미생물은 종에 따라 병을 일으키기도 하고, 일으키지 못하기도 한다. 병을 일으키지 못하면 숙주 내에서 공생하게 되며 숙주는 아무 영향도 받지 않는다. 사람의 몸에는 세균의 종류가 아주 많지만 모두 병을 일으키는 것은 아니다. 기생충이 일으키는 병은 '기생충질환' 또는 '기생충감염'이라 하며, '감염병'이라 하면 보통 미생물병원체에 의해 사람에게서 발생하는 병을 가리킨다.

다음 요소인 병원소는 병원체가 살고 있는 장소로, 번식이 가능한 곳을 의미한다. 아무리 치명적인 병원체라 하더라도 병을 일으키기 전에 면역기능에 의해 퇴치되기 때문에 적은 수로는 사람의 몸에서 아무 영향력도 발휘하지 못한다. 사람의 몸에 병을 일으키기 위해서는 면역력이 활성화하기 전에 병의 증상을 일으킬 수 있을 만큼 증식되거나 처음부터 많은 수가 침입해 감염증상을 일으켜야 한다.

병원소에서 증식한 병원체가 숙주를 찾아 들어가서 감염병을 일으키려면 병원체가 병원소를 탈출해야 한다. 이렇게 물리적 위치를 바꾼 병원체는 숙주를 찾아서 전파되어야 한다. 호흡기를 통해 감염되는 감기나 코로나19는 사람이 숨을 쉴 때 코로 침입하는데, 이를 '전파'라 한다.

전파가 된다는 것은 세균이나 바이러스가 코로 들어와 숙주로 침입함을 의미한다. 바이러스는 사람의 세포 내에 들어가야 증식이 가능하고, 세균도 사람의 호흡기 계통에 있는 공간으로부터 세포 내로 들어가야 영향력을 발휘할 수 있다. 그러므로 숙주로 침입한 후에는 숙주에 영향력을 발휘할 수 있는 다음 과정이 일어나야 한다.

사람의 세포는 다른 세포와 붙어 있고, 혈관도 곳곳에서 세포와 접하고 있다. 소화된 음식이 작은 창자에서 흡수되어 창자세포로 들어오면 그 근처에 분포한 혈관으로 들어가서 피를 타고 온몸을 돌아다니듯이 미생물도 혈관과 쉽게 접할 수 있다. 혈관 내에는 면역을 담당하는 백혈구가 있으며, 몸에 해로운 미생물이 침입하면 면역 기능이 활성화되지만 최고의 기능을 발휘하기 위해서는 시간이 필요하다. 똑같은 상황에 노출되었어도 누구는 병이 생기고, 누구는 생기지 않는 것은 면역력의 차이 때문이다. 병에 걸리는 빈도가 다른 것도 면역력의 차이다. 숙주의 감수성이 강한 것은 면역력이 약함을 의미하고, 감수성이 약한 것은 면역력이 강함을 의미한다.

인류 역사를 함께 한 감염병

코로나19, 중증열성혈소판감소증후군Severe Fever with Thrombocytopenia Syndrome, SFTS, 지카바이러스감염증, 메르스 등 새로 나타난 감염병도 있지만 결핵, 두창, 한센병, 말라리아와 같이 인류 역사와 함께 시작된 것으로 생각되는 감염병도 있다. 감염이란 핵이 없는 단세포 원핵생물이 핵을 가진 진핵생물로 침입하는 과정이고, 이로 인해 병이 생기면 감염병이라 한다. 진화론에 따르면 약 46억 년 전 지구가 생겨나고, 그로부터 약 10억 년이 지난 후 단세포 생물이 처음 생겨났다. 그 후로 진화를 거듭해 다세포 생물이 생겨나는 동안 단세포 생물은 다세포 생물에 침입해 생존하고자 했고, 다세포 생물은 침입한 단세포 생물을 퇴치하기 위한 면역 기능을 발전시키고자 했다.

사람이 생겨나기 전에도 동물은 감염병을 가지고 있었으므로 사람은 태어남과 동시에 미생물 감염을 숙명으로 받아들여야 했다. 단세포 미생물은 수시로 변이가 발생하면서 성질이 변하므로 병을 일으키지 않던 미생물이 감염병을 일으키는 일도 수시로 발생하기 시작했다.

때로는 사람의 면역으로 버틸 수 없는 강력한 감염병이 유행하면서 집단으로 큰 피해를 입는 경우도 있었다. 지금은 그 원인을 어렵지 않게 찾아낼 수 있지만 속절없이 당하기만 했던 시절에는 원인과 치료법을 모른 채 경험적으로 대처를 할 수밖에 없었다. 코로나19에 걸린 사람들이 치명적 상태에 이를 가능성은 지난 3년간 꾸준히 낮아졌다. 이런 현상은 감염병이 유행하는 경우 흔히 볼 수 있다. 숙주가 치명적이라면 감염병을 일으키는 병원체가 생존과 전파 기회를 잃게 되므로 미생물 병원체 입장에서는 결코 유리하지 않다.

의학지식이 충분치 않던 오래전에 감염병이 유행한 당시 기록을 토대로 어떤 감염병인지를 추측하는 것은 쉬운 일이 아니다. 기록이 부실한 것은 물론이고 병에 의한 증상이 계속 달라지기 때문이다. 기원전 5세기에 아테네에서 유행해 수많은 사람들의 목숨을 앗아간 질병의 원인이 무엇인가에 대한 의견이 학자들 사이에 합의를 이루지 못하고 독소에 의한 중독, 장티푸스, 발진티푸스, 페스트, 출혈열, 홍역 등 다양한 주장이 제기되는 것은 이 때문이다. 과거에는 지금처럼 사람들의 접촉이 많지 않았으므로 감염병 대유행도 드물었지만 그래도 지역적으로 두창, 한센병, 페스트, 독감 등이 수시로 유행하면서 감염병이 인류 역사에 동반자 역할을 했다. 20세기 초반까지는 사람의 수명을 결정하는 가장 중요한 요인이 감염병에 얼마나 많은 사람이 걸리는가 하는 것이었다.

감염병의 원인이 나쁜 공기라고?

다양한 분야에서 능력을 과시했고, 카이사르(시제)가 로마의 도서관장으로 임명하기도 한 기원전 2세기 로마의 마르쿠스 바로Marcus Terentius Varro는 율리우스력이 나오기 전에 이미 달력을 만들었고, 문학 작품을 비롯해 많은 기록을 남긴 학자다. 그는 로마어로 '나쁨'을 의미하는 'mal'과 공기를 의미한 'aria'가 합쳐진 '말라리아'가 감염병의 원인이라 주장했다. 바로가 이런 주장을 한 것은 늪지대에서 감염병이 잘 발생했기 때문이다. 지중해를 포위하다시피 하는 모양으로 대제국을 건설하고 1000년 이상 지속된 로마의 지중해 연안 지역에는 오늘날 모기가 전파하는 것으로 알려진 말라리아가 흔했다. 바로가 이야기한 나쁜 공기는 모든 감염병의 원인을 의미했고, 이 생각은 2천 년 가까이 지속되었다. 중세 이후 근대에 접어들면서 의학 지식이 조금씩 늘어나기는 했지만 나쁜 공기가 감염병의 원인이라는 미아즈마설은 19세기 중반까지 지속되었다. 나쁜 공기를 의미하는 말라리아가 영어로 사용되기 시작한 것은 18세기이며, 19세기 중반이 지나서야 오늘날과 같이 모기가 전파한 말라리아라는 용어로 사용하게 된다.

19세기 중반까지 감염병의 원인으로 제기된 미아즈마는 그리스어로 '오염'을 의미한다. 즉 썩어가는 유기물에서 배출되는 '나쁜 공기'가 감염병을 전파한다는 이론이다. 이 이론에 따르면 감염병이 아닌 비만과 같은 질병도 나쁜 공기에 의해 발생할 수 있었다. 미아즈마는 질병을 일으키는 물질이 공기 속에 포함되어 있다가 병을 일으키는 것으로 안개, 증기와 같이 맑지 않은 공기에 오염된 물질이 더 많이 포함되어 있다고 여겨졌다. 악취도 공기에 나쁜 물질의 존재 가능성을 높여주는 것이었으니 오늘날의 위생 이론과 유사한 점도 있었다.

1850년대에 크리미아 전쟁이 일어났을 때 젊은 여성들을 이끌고 참전해 병원의 위생시설을 개선함으로써 환자 회복에 큰 공헌을 세운 플로렌스 나이팅게일Florence Nightingale도 미아즈마설 신봉자였다. 나이팅게일이 위생에 힘쓴 것은 미아즈마를 제거하기 위함이었다. 또 19세기 말 독일에서 교수 출신으로 보건부 장관을 역임한 막스 페텐코퍼Max von Pettenkofer도 미아즈마설의 신봉자였다. 그는 코흐가 탄저, 결핵에 이어 콜레라의 원인균을 찾아냈다는 소식을 듣고는 자신의 이론을 증명하고자 코흐가 준 콜레라균을 들이마시기도 했다. 그 후에도 콜레라가 발생하지 않자 감염병은 세균에 의해 발생하는 것이 아니라 미아즈마에 의해 발생한다고 큰소리를 쳤다. 더 시간이 지나 새로운 증거가 제시되면서 결국에는 코흐의 이론을 받아들였지만 말이다.

위생의 중요성을 인식하게 된 계기는 산업혁명과 도시화

위생이 중요하다는 건 오래전부터 알려져 있었다. 성서 레위기에도 위생에 대한 내용이 여러 군데 기술되어 있으며, 고대 그리스에서는 의술의 신 아스클레피오스에게 병을 낫게 해달라고 기도를 할 때 몸과 마음을 깨끗이 하고, 공기 좋은 곳을 찾곤 했다. 기원전 4~5세기, '의학의 아버지' 히포크라테스도 공기, 물, 음식과 음료수의 중요성을 기술해놓았다. 로마인들은 오늘날까지 멋진 모습으로 남아 있는 수로를 통해 깨끗한 물을 공급하려 했고, 목욕 문화가 발달하기도 했다.

근대가 되자 세상에 큰 변화가 다가왔다. 1693년에 토머스 세이버리Thomas Savery가 증기를 이용한 양수펌프를 발명함으로써 사람이 기계의 힘을 빌려 일을 쉽게 할 수 있게 되었다. 1769년에 제임스 와트James Watt는 '화력기관에서 증기와 연료의 소모를 줄이는 새로운 방법'을 고안해 특허를 취득함으로써 산업혁명을 예고했다. 증기기관이 사람의 노동력을 대신할 수 있음이 알려지자 공장이 많이 설립되었다. 사람의 노동력을 기계가 대신하기는 했지만 공장에서 필요로 하는 노동자는 더 많아졌다. 대체되는 노동력보다 새로 필요로 하는 사람 수가 더 많았기 때문이다. 도시에 공장이 건설되자 일거리를 찾으려는 사람들이 도시로 몰려들기 시작했다. 일자리는 있지만 숙소를 비롯해 모여드는 사람들을 수용할 준비는 부족한 상태에서 산업혁명이 일어난 것이다.

오랫 동안 중요 산업이었던 농업은 산업혁명이 시작되고 단 100년 만에 지위를 잃고 영국은 공업사회로 바뀌었다. 그러자 인구가 증가하는 도시에 감염병이 전파되기에 아주 용이한 환경이 조성되었다. 1840년에 영국의 상류계층의 평균 수명은 40세를 넘었지만 노동자는 22세에 불과했다. 이유는 이들이 거주하고 일하는 곳이 비위생적이었기 때문이다. 이 때는 미생물을 발견하기 전이었지만 위생이 중요하다는 것은 눈치를 채기 시작했다. 산업혁명과 식민지 개척에 따른 경제력 향상이 빈부격차를 크게 하고, 하류계층의 생활수준 향상이 큰 과제로 대두하자 영국 정부는 1830년대부터 빈곤한 자를 구제하기 위한 제도를 마련하려 했다. 1843년에 영국 국민의 건강수준을 향상시키기 위한 위원회가 구성되자 채드윅은 위생개선운동에 투신했다. 그를 비롯해 위생개선에 힘쓴 이들의 노력에 의해 1853년이 되자 영국 근로자의 연간사망률이 크게 감소했다. 위생개선이 감염병 문제 해결에 중요한 요소임이 증명되었다.

감염병이 개인의 잘못에 의한 것만이
아님을 보여준 스노의 지도

의학을 공부할 준비를 하던 10대 청년 존 스노John Snow는 1831년에 광산에서 콜레라로 희생되는 이들을 목격한 후 의사가 되어 콜레라를 해결하겠다는 목표를 세웠다. 그는 사람들이 왕래하는 길을 따라 콜레라가 번져가기만 하고 발병하기까지는 이 이동속도보다는 느리다는 사실로부터 미아즈마가 아닌 사람에서 사람으로 전파되는 병이라는 주장에 동의하고 있었다.

의사가 된 후 산부인과와 외과의사로 활동하던 그는 1850년대 초에 런던에서 콜레라가 유행하자 지도에 환자의 주소지를 표시해보았다. 런던에 있던 두 상수도 회사의 공급지역을 조사한 그는 한 회사로부터 물을 공급받는 지역에서 집중적으로 환자가 발생했음을 알아챘다. 콜레라가 상수도 공급과 관련이 있음을 알아낸 스노의 연구는 공중보건학의 중요성을 잘 보여주었으므로 그는 '공중보건학의 아버지'라는 별명을 가지게 되었다. 가장 많은 사람들을 감염시킨 브로드가의 펌프가 봉쇄되면서 콜레라에 의한 피해를 줄일 수 있었다. 스노는 물에 들어 있는 콜레라균이 콜레라를 전파한다는 사실은 알지 못했지만 나쁜 공기가 아닌 새로운 감염원을 발견했다는 점이 돋보이는 점이다.

역사 이래 인류와 함께 한 감염병의 원인을 알아내기 위한 인류의 노력은 19세기가 되어서야 나쁜 공기라는 막연한 개념에서 벗어나기 시작했다. 그리하여 19세기 초중반에 위생과 공중보건의 중요성을 깨닫게 되었다. 이러한 발전은 산업혁명에 의한 공장 건설, 도시화, 환경개선, 상수도 공급과 같은 사회변화의 영향 덕분이었다.

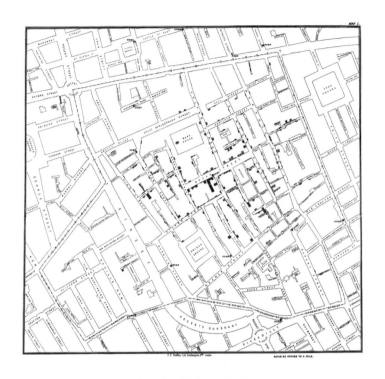

1854년 존 스노가 만든 지도.
검은색으로 강조 표시된 부분이 콜레라가 발병한 곳이다.
스노는 오염된 펌프 경로에 따라 콜레라가 확산된다고 보았다.

보이지도 않고, 막지도 못하는 적군

현미경과 세균

감염병 해결을 위한 과거인들 나름의 방법

감염병은 인류 역사와 함께 하면서 수시로 인류를 위협해왔다. 원인과 치료법을 모르던 시기에 인류가 취한 방법은 격리를 하거나 신에게 기도를 하거나 의복으로 몸을 보호하는 것 등이 있다. 13세기에 유럽에서 한센병이 유행하자 경험적으로 한센병이 사람에서 사람으로 전파하는 병이라 생각한 이들은 환자를 마을에서 쫓아냈다. 비인간적이기는 하지만 병에 걸리지 않은 사람들을 보호하기 위해 그들이 취할 수 있는 가장 쉬운 방법이었다. 마을에서 쫓겨난 환자들은 마을을 이루어 살았고, 약자를 보호하려는 기독교 박애정신을 가진 성직자와 신도들은 그들을 찾아가 돌봐주기도 했다. 일제 강점기에 소록도 등 우리나라 곳곳에 한센병 환자를 모여 살게 한 것도 다른 사람들과 격리시키는 방법의 하나였다. 역사적으로 16세기 초에 유럽에서 매독 환자들이 유행할 때 환자를 마을에서 쫓아낸 것이나 14세기에 유럽에서 페스트가 유행할 때 사람들이 다른 사람들과 어울리지 않은 것 역시 격리를 감염병의 대안으로 삼은 셈이다.

페스트가 유행할 때 보카치오가 쓴 《데카메론》은 페스트를 피해 피에솔레에 있는 별장에 모인 남자 3명, 여자 7명이 하루에 한 명씩 100일간 하는 이야기를 모아 놓은 책이다. 이들이 마을을 떠나 조용한 시골로 간 것도 격리의 일종이라 할 수 있으며, 이 책에서 당시 사람들이 페스트를 어떻게 생각했는지 엿볼 수 있으므로 의학역사학자들에게는 관심의 대상이 된다.

오스트리아 빈과 린츠, 필슨, 체코 프라하 등에는 페스트 탑 Pest Column이 있고, 헝가리 부다페스트와 슬로바키아의 브라티슬라바에도 페스트와 관련된 기념물이 있다. 설명을 보면 "페스트가 물러갔음을 기념해 탑을 세웠다"라고 되어 있지만 지금도 중국과 몽고의 국경 부근에서 페스트 환자가 가끔씩 발생하고 있다는 뉴스에서 볼 수 있듯이 감염병은 물러간 후에도 언제든 다시 유행할 수 있으므로 '물러갔음을 기념'하기보다는 '물러가기를 소망'하여 건립했다고 보는 편이 타당하다.

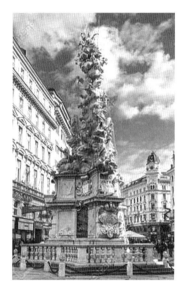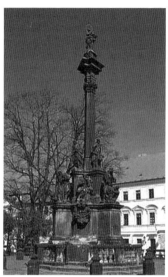

오스트리아 빈(좌)과 체코 프라하(우)에 있는 페스트 탑

지식과 정보가 부족했지만 감염병이 무섭다는 건 알고 있었으니 어떻게 해서라도 보호를 받으려 했다. 한센병 환자 수용소를 찾아가는 이들은 아래 왼쪽에 있는 우표에 도안된 것과 같

은 옷을 입었고, 페스트 환자를 돌봐야 하는 의사 등은 새 부리 모양을 한 특이한 가면과 비교적 두꺼워 보이는 옷을 입었으며, 19세기에 콜레라가 유행할 때는 수많은 액세서리를 부착한 옷을 입었다. 각각의 옷이 왜 이런 모양을 하고 있는지에 대해 나름대로의 해석을 붙이기는 했지만 현대의학적 측면에서 보면 아무 효과도 없는 엉뚱한 행위에 불과했다.

이와 같이 감염병으로부터 해방되려기 위해 갖은 방법을 썼으나 실제 효과는 미미했으며, 앞서 소개한 바와 같이 19세기 초에 위생의 중요성을 알게 되면서 감염병 예방이 적극적으로 이루어지기 시작했다.

백신 개발 전에 알려진 감염병 예방법

19세기 의학이란 현대인의 눈으로 보기에는 허술하기 짝이 없겠지만, 그래도 나름 발전하고 있었다. 당시 가장 눈에 띄는 분야는 외과 수술이었는데 1840년대에 에테르와 클로로포름이 마취제로 사용되기 시작하면서 아프지 않은 수술의 시대가 열렸다. 수술 사례가 많아지자 수많은 환자가 치료되었지만 동시에 수술 후 합병증에 의해 사망하는 이들도 많아졌다. 아기를 낳은 산모가 분만 후 후유증으로 사망하는 일도 흔히 있는 일이었다.

1818년에 헝가리에서 태어난 이그나스 제멜바이스Ignaz Philipp Semmelweis는 페스트 대학(그때는 부다와 페스트가 합쳐져 부다페스트가 되기 전이었다)에서 법학을 공부한 후 오스트리아의 빈으로 유학을 간 후 법 대신 의학을 공부하기 시작했다. 피를 배지 삼아 미생물이 마구 자라는 패혈증이 수술 시 가장 문제가 되던 1840년대 말, 빈에 있는 산부인과 병원에서 근무하던 제멜바이스는 두 병동의 분만실 중에서 교육을 많이 받은 의사들이 근무하는 병원보다 교육 대신 경험을 토대로 근무하는 조산사들이 일하는 병동에서 분만 후 산모들의 사망률이 훨씬 낮은 걸 발견했다.

그 이유를 알아내기 위해 노력한 제멜바이스는 의사들이 다른 일을 하다가 그대로 분만실로 들어오는 걸 발견하고, 의사들이 분만실로 들어올 때는 소지한 장비와 손을 비누와 염소로 씻고 오도록 조치했다. 그러자 1848년에는 처음으로 조산사들이 일하는 병원보다 산욕열에 의한 산모의 사망률이 낮아졌다.

1850년에 헝가리로 돌아온 그는 페스트에서 산부인과 의사로 일하면서 그동안 연구와 경험을 토대로 1861년에 산욕열을 감소시키기 위해서는 소독이 중요하다는 주장을 담은 책《산욕열의 원인, 개념과 예방The etiology, concept, and prophylaxis of childbed fever》을 발행해 유럽의 산부인과 의사들에게 발송했다. 그러나 유럽의 산부인과 의사들은 이를 무시했고, 자신의 주장이 무시 당하자 제멜바이스의 성격이 변해갔다. 친구들은 1865년에 그를 정신병 환자 수용소로 보냈고, 불과 2주일 만에 손가락 상처에 의한 봉와직염이 패혈증으로 발전이어지는 바람에 사망하고 말았다.

한편 1960년부터 글래스고대학교 외과교수로 일한 영국의 리스터는 미생물이 감염병의 원인이라는 파스퇴르의 연구를 알게 되었다. 수술 후 발생하는 2차감염으로 인한 사망자를 어떻게 줄일 수 있을 것인가에 대해 관심을 가진 그는 패혈증이 사람의 몸에 해를 일으키는 미생물이 많이 자라나 의사가 손을 쓸 수 없을 정도에 이른 상태라는 착상을 떠올렸다. 그래서 수술 시 발생하는 상처가 미생물에 감염되는 것을 막을 방법을 찾고자 했다.

리스터는 우연히 목장에서 가축이 원인 모르게 죽어가는 사고가 발생했을 때, 하수로에 석탄산을 흘려보내면 가축의 사망률이 감소한다는 이야기를 듣게 된다. 그로 인해 가축의 병은 세균이 원인이고, 석탄산은 세균 감염을 예방할 수 있을 것이라는 가설을 세웠다. 그리하여 1865년에 수술 후 환자들의 상처에 석탄산을 바르는 실험을 통해 석탄산이 2차감염을 예방할 수 있다는 결론에 이르렀다. 석탄산은 피부에 닿으면 자극 효과가 강했기 때문에 리스터는 새로운 방법을 찾으려 했고, 결과적으로 수술실을 석탄산으로 소독하면 수술 후 발생하는 2차감염을 크게 줄일 수 있음을 알아냈다. 이를 무균처리법이라 한다.

리스터의 발견도 초기에는 제멜바이스의 주장처럼 반대하는 이들도 많았지만 리스터는 굴하지 않고, 소독법을 계속 연구해 방법을 개선하고 패혈증 발생 빈도를 줄이는 데 크게 기여했다. 1840년대에 마취제가 발견되고, 1860년대에는 무균처리법이 개발됨으로써 수술은 크게 발전할 수 있었다.

농민을 도와주는 과정에서 화학자 파스퇴르가 의학역사를 빛낸 인물이 되다

의사가 아니면서 의학 발전에 누구보다 큰 공헌을 한 파스퇴르는 프랑스에서 태어나 대학에서 화학을 공부했다. 1848년에 주석산 결정의 선광성을 연구해 박사학위를 받았고, 1854년부터 릴레대학교에서 화학교수로 일하기 시작했다. 1856년에 주변에서 포도주 생산업을 하던 양조업자들이 포도주 생산 과정에서 쉽게 부패하는 문제를 해결해달라고 하여 이를 해결하기 위해 뛰어들었다. 연구 결과 포도주가 잘 만들어지는 경우는 효모가 발효되는 과정이고, 젖산균을 비롯한 세균이 오염되는 경우는 부패함을 알아냈다.

그는 1861년에 백조 목 모양의 플라스크를 이용한 실험으로 생물이 자연적으로 생겨날 수 있다는 자연발생설이 잘못된 이론임을 증명했다. 또 우유를 오래 보존하기 위해 열처리를 할 때 끓이면 단백질 침전이 생겨 식감이 좋지 않은 문제가 생기기 때문에 이를 해결하기 위해 1863년에 저온살균법을 개발하기도 했다.

이상이 미생물과 관련된 내용이며, 이후로 닭 콜레라, 탄저, 광견병 백신을 개발함으로써 병을 일으키는 미생물에 의한 감염을 예방할 수 있는 길을 터주었다. 예방접종의 원리는 1796년에 영국의 제너가 처음 발견했지만 이를 토대로 예방접종의 원리를 더욱 발전시키고, 여러 방법으로 예방법을 개발할 수 있음을 보여준 후 이 방법에 대해 백신이라는 이름을 붙인 이는 파스퇴르다. 제너가 두창을 해결할 수 있었던 것은 두창과 유사해 두창에 대한 면역력을 키울 수 있으면서도 중상이 약한 우두라고 하는 감염병이 존재했기 때문이다. 그러나 이런 경우는 그 후로 발견되지 않을 만큼 특이한 경우였으므로 파스퇴르가 백신을 개발하고자 할 때 좋은 방법을 찾는 것이 어려웠다.

파스퇴르는 닭 콜레라에 걸린 닭의 벼슬에서 피를 채취해 닭고기 수프에 이를 떨어뜨렸다. 그리고 이 수프를 실온에 수일 방치해두자 수프에서 세균이 아주 많이 자라났다. 이 수프를 떨어뜨린 빵을 닭에게 주자 닭은 콜레라에 감염되어 죽었고, 이를 현미경으로 관찰해보니 세균이 닭 콜레라의 원인이었다. 1880년에 이 실험을 반복한 파스퇴르는 닭고기 수프를 방치해 두는 시간이 길어지면 닭이 죽지 않고 병을 앓다가 회복됨을 발견했다. 방치해둔 수일간 세균이 병을 일으키는 능력이 약화된 것이다. 이를 응용해 파스퇴르는 닭 콜레라 예방법을 개발할 수 있었다. 파스퇴르는 제너가 암소를 이용한 것에 착안해 라틴으로 암소를 뜻하는 vacca를 이용한 예방접종법vaccination을 고안하고 이를 백신vaccine이라 이름 붙였다.

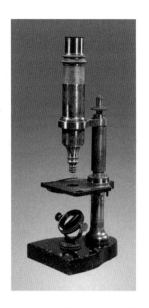

파스퇴르가 그의 생애 동안 사용한 현미경

이듬해에는 비슷한 방법으로 사람에서는 흔치 않지만 소와 양 등에서 문제가 되고 있던 탄저 예방백신 개발에 뛰어들어 성공적인 결과를 얻었고, 1885년에는 자신이 개발한 광견병 백신이 예방은 물론 치료에도 효과를 지님을 확인할 수 있었다. 이로써 인류의 역사와 함께해온 감염병을 백신으로 예방할 수 있음이 증명되었고, 그 후로 수많은 학자들이 감염병을 해결할 수 있는 백신을 개발하기 위해 뛰어드는 일이 지금까지 계속되고 있다.

감염병의 원인은 현미경으로만 관찰 가능한
작은 세균임을 증명한 코흐

프랑스에서 파스퇴르가 미생물의 존재를 눈치 채고, 이에 의한 감염병 해결용 백신을 제조하고 있을 때 독일에서는 코흐가 감염병의 원인이 눈에 보이지 않는 작은 세균임을 증명했다. 1843년 현재의 독일인 프러시아의 한 탄광촌에서 태어난 코흐는 괴팅겐 의과대학을 졸업했다. 졸업 직후 세포병리학의 창시자 피르호의 연구실에서 연구를 하기도 했으나 도전과 모험정신이 강했던 그는 보불전쟁이 발발하자 군의관을 자청해 참전하기도 했다. 참고로 프랑스와 독일의 보불전쟁은으로 양국의 적대 감정이 고조되었고, 이 때문에 코흐와 파스퇴르를 필두로 한 의학계에서도 경쟁 의식이 곤두섰는데 결과적으로 이것이 의학발전에 도움이 되었다.

그러나 전쟁은 빨리 끝났고, 10대 시절 첫사랑에게 작은 도시에서 조용한 개업의사로 살겠다는 약속을 하고 결혼을 했다. 성격에 맞지 않는 생활에 따분함을 느끼던 그를 불쌍히 여긴 아내는 새로 나온 기계인 현미경을 선물했다. 다른 나라보다 현미경을 이용한 발전이 빨랐던 독일에서는 1838년에 식물학자인 마티

아스 슐라이덴Schleiden, Matthias Jakob이 식물은 세포로 되어 있음을 발견했고, 1839년에 독일의 해부학자이며 생리학자인 테오도어 슈반Theodor Schwann이 동물도 세포로 되어 있음을 발견했으며, 1858년에 피르호는 사람의 병이 세포의 이상에서 기인한다는 내용을 담은 《세포병리학Cellular Pathology》을 발표함으로써 세포병리학이 시작되는 계기를 이룬 상태였다. 이렇게 독일에서 중요한 발견이 계속해서 이루어지는 가운데 아내가 사다 둔 현미경이 코흐의 인생을 바꿔놓았다.

1870년대에 유행하던 탄저 연구에 뛰어든 그는 탄저에 걸린 쥐의 피에 길쭉한 모양의 미생물이 존재함을 발견했다. 그는 한 종류의 새균만을 순수배양하기 위한 방법을 개발했으며, 특정 세균이 특정 감염병의 원인임을 증명하려면 아래 네 가지 원칙을 충족해야 한다고 주장했다.

1. 병원균은 질병을 앓고 있는 환자나 동물에서 발견되어야 한다.
2. 병원균은 질병을 앓고 있는 환자나 동물로부터 배양되고, 순수하게 분리되어야 한다.

3. 분리된 병원균을 건강한 실험동물에 접종하면 동일한 질병을 일으켜야 한다.

4. 실험적으로 감염시킨 동물로부터 동일한 병원균이 다시 분리 배양되어야 한다.

이 원칙에 의거해 그는 1876년 탄저, 1882년 결핵. 1883년 콜레라의 원인이 되는 세균을 발견했다. 또한 그의 4원칙을 따른 학자들은 이 원칙을 원동력 삼아 다른 감염병의 원인이 되는 세균을 계속해서 발견했다. 학자로서 코흐의 능력을 인정한 정부는 1891년 7월 1일 전염병연구소Royal Prussian Institute for Infectious Diseases를 설립해 그를 소장으로 임명했다. 이 연구소는 프랑스의 파스퇴르 연구소와 더불어 전 세계의 연구자들이 모여드는 의학의 중심지가 되었고, 1912년에 결핵균 발견 30주년을 맞아 로베르트 코흐 연구소로 이름이 바뀌었다. 결핵 치료제를 개발하려는 연구는 성공하지 못했지만 말년까지 학자로서의 능력을 발휘한 코흐는 1905년에 노벨 생리의학상 수상자로 선정되었고, 1910년에 세상을 떠나게 된다.

인간의 수명을 획기적으로
늘려준 발명품을 꼽으라면?

인두법에서 mRNA까지 백신의 역사

백신으로 감염병을 예방하라

2019년 마지막 날, 중국에서 신종 감염병인 코로나19의 창궐을 발표하자 전 세계가 관심을 기울일 수밖에 없었던 것은 전파가 아주 잘 되면서도 치사율이 나라에 따라 10퍼센트에 이를 정도로 높았기 때문이다. 이를 해결하기 위해 수많은 제약회사에서 백신과 치료제 개발에 관심을 기울인 것은 당연한 일이다. 사람의 몸에 사용하는 물질은 무엇보다 안전성이 중요하므로 새로운 약이나 백신을 개발할 때 소요되는 기간이 긴 편이다. 그러다 보니 10년을 넘기는 경우가 드물지 않고, 비용증가에 따라 다국적 거대기업만 새로운 약을 개발할 수 있는 형편이다.

하지만 코로나19의 유행이라는 초유의 상황에서 인류는 1년 만에 백신을 상용화할 수 있었다. 이는 긴급히 문제를 해결하기 위해 노력을 집중하고, 시간을 단축할 수 있도록 엄청난 투자와 함께 임상시험을 전보다 빨리 진행하기 위한 방법을 동원했기 때문이다. 코로나19 예방을 위해 화이자와 모더나 회사에서 개발한 mRNA 백신은 인류 역사상 한 번도 사용해보지 않은 방법으로 개발한 백신이었다. 이렇게 인류는 계속해서 새로운 백신을 개발해 가면서 감염병 해결을 위해 노력해왔다.

백신의 정의와 역사

백신이란 사람이나 동물에서 병원체에 의해 발생하는 질병을 예방 또는 치료하기 위해 병원체 자체나 병원체의 일부 또는 병원체가 가지고 있거나 대사과정에서 배출하는 독소를 적당한 방법으로 처리해 병원성을 없애거나 아주 미약하게 만드는 제품을 가리키는 용어다. 인간은 태어나면서부터 각종 질병으로부터 해방되기 위해 단계적으로 백신을 투여받아 예방접종을 하게 된다. 인두법variolation을 비롯한 원시적 의미의 백신은 중국, 인도, 아라비아 등에서 오래전부터 사용되었으며, 특히 중국의 문헌에서는 수천 년 전에 이미 인두법을 사용한 기록을 찾아볼 수 있다. 이 방법은 두창 환자의 수포로부터 뽑아낸 액체를 정상인의 피부에 소량 주입하는 방법으로 낮은 수준의 예방주사와 같은 원리라고 할 수 있으나 정상인을 환자로 만들어버릴 가능성을 지닌 위험한 방법이었다.

그러나 과거의 두창은 감염되기만 하면 사망에 이르거나 얼굴에 흉한 모습을 남기는 무서운 질병이었으므로 이 방법이 이란과 터키 등으로 전해지게 되었고, 18세기에 터키 대사의 부인 메리 몬터규Mary Wortley Montagu에 의해 영국에 처음 소개되었다. 몬터규는 1721년에 이 방법을 이용해 자신의 아들, 두창에 걸린 영국 왕녀, 죄수, 고아 등에 예방접종을 실시해 만족스런 결과를 얻었으며, 특히 왕실의 두 왕자에게 예방접종을 실시해 좋은 결과를 얻은 후에 호평을 받았다. 그러나 인두법은 쉽게 질병을 야기시키는 결정적인 단점을 가지고 있었으므로 널리 이용되기에는 한계가 있었다.

본격적으로 백신이 인류에게 도움을 주기 시작한 것은 1796

년 제너가 두창 예방을 위한 종두법을 발견하면서부터고, 19세기 중반에 파스퇴르가 닭 콜레라와 탄저, 광견병을 예방할 수 있는 백신을 차례로 만들면서 이후 다른 전염성 질병에 대한항할 수 있는 백신을 개발하도록 길을 터 주었다.

백신의 종류

감염병 예방을 위해 가장 좋은 방법은 실제로 그 병에 걸리는 것이다. 낫기만 하면 면역력을 획득할 수 있지만 문제는 치명적인 감염병에 걸리는 경우 그대로 목숨을 잃을 수 있다는 점이다. 앞에서 소개한 인두법도 병에 걸림으로써 면역을 획득하는 방법이었으므로 아주 위험한 방법이었다.

제너가 1796년에 종두법을 발견할 수 있었던 것은 운이 좋게도 사람에게 발생하는 두창과 유사하면서도 사람에게 특별한 병을 일으키지 않는 우두가 있었기 때문이다. 제너는 우두를 이용해 두창을 예방할 수 있음을 알았다. 파스퇴르는 병원체를 이용하되 약하게 만들어서 사용하는 방법을 개발할 수 있었다. 제너와 파스퇴르가 노력한 것은 사람에게 해가 없으면서도 감염병을 예방할 수 있는 방법을 찾아내는 것이었다.

백신은 근육이나 피하에 접종하는 것이 대부분이지만 소아마비용 백신과 같이 입으로 투여하기도 하고, 코를 통해 접종하기도 한다. 파스퇴르가 시험에 사용했던 백신은 병원체를 사멸시켜 그 병원성을 없앤 불활화백신inactivated vaccine, killed vaccine이었다. 다른 이름으로 사(死)백신이라고도 하며, 백신 제조 시 포르말린 등의 약품을 이용해 병원성 미생물을 사멸시켜 얻는다. 불활화백신은 안전성이 높아서 백신 접종의 부작용으로 발병하는 경우가 적지만 생산비가 많이 들고, 효과가 상대적으로 미약하며, 면역 지속기간이 생백신보다 짧다는 단점이 있다.

불활화백신과 상대적인 개념으로 순화백신attenuated vaccine이 있다. 이것은 살아 있는 병원체를 조직이나 계란, 배지 등에서 장기간 계대 배양해 독성을 없애거나 아주 미약하게 하여 만든 것이다. 생백신이라고도 하며, 병원체의 병원성을 약화시켰다는 뜻에서 약독화백신이라고도 한다. 제조비용이 적게 들고, 사백신보다 면역효과가 좋다는 장점이 있으나 안전성이 낮다는 단점이 있다.

톡소이드toxoid는 병원체의 대사과정에 생성되거나 병원체 자체가 가지고 있는 독소toxin를 가열하거나 포르말린 등의 약품으로 처리한 것이다. 독성은 파괴되지만 독소가 지닌 특이한 면역 원성은 그대로 지니고 있게 함으로써 인체에는 해를 주지 않고, 인체의 방어기전에 의해 면역효과가 드러나게 된다.

또, 병원체를 구성하는 성분 중 면역기능을 일으킬 수 있는 항원 성분만을 추출해 제조한 백신을 특이항원 추출백신subunit vaccine이라 한다. 이것은 숙주가 방어에 필요한 항원 부위에 대해 서만 면역반응을 하게 함으로써 부작용을 최소화할 수 있으나 제조비용이 많이 드는 단점이 있다.

우리나라의 백신

우리나라에서 백신에 대한 개념을 처음 접한 사람은 조선 후 기 실학자인 박제가다. 1790년 중국 방문 시 인두법에 대한 이 야기를 듣게 된 그는 다른 실학자들에게 이 내용을 알려주었 고, 점차로 이와 관련된 책들이 중국으로부터 들어오게 되었다. 1798년에 정약용이 쓴《마과회통麻科會通》을 비롯해 이종인의《시 종통편時種通編》, 이규경의《오주연문장전산고五洲衍文長箋散稿》등에 인두법과 종두법에 대한 산발적인 내용이 실려 있으나 국민보건에 전혀 도움을 주지 못했다.

1876년 병자수호조약 후 일본을 방문한 박영선은 《종두귀감種痘龜鑑》을 구입해 문하생이던 지석영에게 전해주었다. 종두법에 관심을 가진 지석영은 부산에 일본인들을 위해 설립된 제생의원을 방문해 종두법을 배웠다. 1879년 12월 말경 서울로 돌아오는 길에 처가인 충주군 덕산면에서 처음 종두법을 실시해 좋은 결과를 얻었고, 이듬해에 고종의 첫째 왕자 완화군이 두창으로 사망하자 궁궐 내에 살고 있던 사람들에게 종두법을 시행하는 등 종두법 보급을 위해 노력했다. 그 후 서양의학이 우리나라에 소개되면서 백신을 이용한 선진 예방접종법이 국내에 알려지게 되었고 우리나라에서도 백신 사용이 급격히 늘어나면서 질병예방에 큰 효과를 보게 되었다.

유행성출혈열epidemic hemorrhagic fever with renal syndrome의 원인이 되는 한탄바이러스를 1976년 세계 최초로 발견한 이호왕 박사는 1990년 유행성출혈열 예방백신인 한타박스를 개발함으로써 우리 손으로 만든 예방백신이 유행성출혈열 치유에 크게 공헌하는 개가를 이루기도 했다.

백신이 인류의 감염병 해결에 큰 역할을 했음에도 잘못된 정보를 통해 백신 사용을 꺼리는 이들이 있다. 백신에 의해 면역력을 강화하는 것은 개인의 예방에도 중요하지만 인구집단 전체의 면역력을 강화하기 위해서도 반드시 필요하다.

DNA 백신과 RNA 백신

분자생물학 발전에 의해 DNA로부터 전해진 유전정보에 의해 단백질이 합성된다는 사실이 알려지고, 단백질 합성 능력을 지닌 운반체(벡터, vector)에 대한 연구가 진행되면서 최근에는 DNA만을 백신으로 사용하려는 연구가 행해지고 있다.

유전자gene 백신, 또는 핵산nucleic acid 백신이라고도 하는 DNA 백신은 동물을 대상으로 한 실험에서 근육에 주사한 DNA가 숙주세포 속으로 들어가 단백질을 합성한다는 결과를 보여주었다. 이렇게 생산된 단백질은 지속적으로 숙주에서 면역 반응을 자극 시켜 백신과 같은 효과를 보이기 때문에 DNA 백신은 새로운 개념의 백신으로 각광 받고 있다.

DNA 백신의 최대 장점은 기존의 백신보다는 안전하다는 것이다. 그러나 바이러스 감염 등에서 볼 수 있듯이 외부에서 들어온 DNA가 숙주의 유전체 속으로 삽입될 가능성이 있으며, 이 경우에도 완벽하게 안전하다는 확증은 없다. 또한 DNA 백신은 제조하기 쉽고, 저장, 운반, 보존하기가 간편하다는 점도 큰 매력이다. DNA는 아주 안정된 물질로 온도의 변화에 큰 영향을 받지 않는다. 또 다른 장점은 기존 백신들이 주로 항체에 의한 면역반응을 유도하는 것과 달리 DNA 백신은 바이러스가 세포 내에 감염되는 원리를 흉내냄으로써 세포가 매개하는 면역반응을 유도한다는 것이다.

20세기 후반부터 DNA 백신이 연구되고 있을 때 RNA 백신을 개발하자는 주장을 하는 이가 등장했다. RNA중에서도 mRNA를 투여하면 이로부터 원하는 항체를 만들 수 있을 것이라는 점이 핵심 아이디어였다. 이를 항원으로 활용할 수 있다면 인체에 아무 해도 입히지 않은 상태로 후천 면역 체계를 활성화할 수 있으므로 실제로 병원체가 침입하면 대항해 싸울 수 있을 것이었다.

문제는 RNA가 DNA보다 불안정하므로 안전하게 보관하기가 어렵다는 점이었다. 그래서 백신으로 사용할 RNA를 잘 보관하고, 이를 투여했을 때 사람의 몸속에서 세포 안으로 잘 들어갈 수 있도록 하는 기술이 필요하다. 오묘하기 이를 데 없는 사람의 몸속에서 새로운 기술이 기대에 걸맞은 기능을 할 수 있게 하기 위해서는 긴 연구와 많은 난관을 극복해야 했다.

2005년에 헝가리의 생화학자 카탈린 카리코Katalin Karikó와 미국의 면역학자 드루 와이스먼Drew Weissman은 RNA의 구성 요소를 특정하게 변형하면 원치 않는 염증 반응과 같은 부작용을 예방하고 원하는 단백질 생성을 증가시킬 수 있다는 것을 발견했다. 그때만 해도 제조가 어려운 RNA 백신의 효용성에 의문이 있었지만 2019년 마지막 날 중국에서 새로운 감염증이 발생했음을 발표하고, 그 후로 코로나19가 전 세계적으로 유행하면서 이 방법을 이용해 모더나 회사에서 mRNA-1273, 바이온텍과 화이자가 협력해 BNT162b2 백신을 제조함으로써 코로나19 해결에 큰 도움을 주었다. 이것이 최초의 mRNA 백신이다. 카리코와 바이스먼은 mRNA 백신을 제조한 공로를 인정받아 2023년 노벨 생리의학상 수상자로 선정되었다. 현재는 백신이 감염병 예방은 물론 암, 치매 등과 같은 만성질환 예방을 위해서도 사용하려는 연구가 진행되고 있다고 하니, 질병을 극복하기 위한 인류의 싸움은 아직 활발히 펼쳐지고 있다.

질병의 공격에 대비해
방어선을 구축하라

항원, 항체와 예방접종

감염병을 치료할 수 있는 '마법의 탄환'

대항해 시대에 유럽 여러 나라들이 배를 타고 먼 곳으로 가서 식민지를 개척한 과정은 온대지방에 살던 사람들이 열대지방으로 진출하는 과정으로 해석할 수도 있다. 온대지방과 열대지방은 살고 있는 생물체가 다르므로 감염병의 종류도 달라진다. 지중해 연안에서만 발병하던 말라리아가 대항해시대에 유럽인들의 활동 영역이 넓어지면서 만연하게 된 것은 말라리아를 전파하는 모기가 온대지방보다 열대지방에 더 많이 서식하기 때문이다.

처음 보는 감염병에 대해 치료방법이 없어서 고생하던 차에 페루에 진출한 예수회 신부들은 원주민들이 말라리아 치료를 위해 키나 나무껍질을 달여서 마시는 걸 발견했다. 17세기에 이 방법이 유럽에 소개되었고, 1820년에 프랑스의 화학자 피에르 펠레티에Pierre Joseph Pelletier와 조지프 카벤토우Joseph Caventou가 말라리아에 치료 효과를 지닐 수 있는 퀴닌(키니네, quinine)이라는 물질의 구조식을 알아냈다. 이것이 인류가 화학구조식을 알고 사용한 최초의 약이다. 그러나 이 약은 증상을 호전시킬 수 있을 뿐 말라리아 성충이나 유충을 죽이지는 못하는 것이 한계라 할 수 있다.

1910년에 독일의 미생물학자 에를리히가 감염병을 치료하는 약으로 처음 개발한 살바르산606은 화학적으로 합성해 얻은 최초의 화학요법제에 해당한다. 염색에 관심이 많았던 에를리히는 '염색은 특정 물질이 특정 부위에 달라붙는 과정이므로 미생물과 같이 아주 작은 생물체의 특정 부위에 달라붙어서 그 미생물이 생존력을 유지할 수 없게 하는 물질이 존재할 것'이라고 생각했다. 인체에 해가 없으면서도 병원성 미생물만을 선택적으로 파괴할 수 있는 물질을 찾을 수 있을 거라 믿은 셈이다.

1905년, 에를리히는 매독균에 감염된 원숭이를 실험동물로 삼아 매독의 원인균(Spirochaeta pallidum, 스피로헤타균)을 분리해 매독균을 사멸할 수 있는 화학요법제를 연구했다. 2년 뒤인, 1907년에 토끼를 이용한 실험에서 606번째로 합성한 아르스펜아민이 매독에 효과가 있음을 알아냈다. 아르스펜아민은 비소화합물로, 비소가 매독균 사멸효과를 지니고 있던 것이다. 에를리히는 동물실험과 임상시험을 거쳐 1910년 4월에 정식으로 자신이 합성한 물질이 매독치료제로 사용 가능하다는 사실을 발표했다.

에를리히는 606호 대신 살바르산salvarsan이라는 이름을 붙였다. 그리고 계속된 연구를 통해 합성 과정이 더 간편하고, 용해도가 높으며, 사용하기 쉬운 물질을 얻을 수 있었다. 이 물질은 새로운 살바르산이라는 뜻의 네오살바르산neosalvarsan이라 이름 붙여졌다. 인류 역사상 최초로 이 세상에 존재하지 않는 물질을 합성해 화학요법제의 역사를 연 에를리히는 이 약을 '마법의 탄환magic bullet'이라 불렀다. 쏘아서 맞히는 탄환이지만 원하는 세균만 골라서 죽인다는 점을 강조하고자 붙인 이름이었다.

특정 화학물질이 특정 부위을 염색하는 현상은 화학반응이 일어나기 때문이라는 것에 착안해, 특정 세균이 가진 부위에 화학반응을 일으켜 그 세균을 사멸할 수 있으리라는 에를리히의 아이디어가 빛을 발한 셈이다. 에를리히는 훽스트 제약회사에 특허권을 넘겼고, 훽스트는 대량생산에 들어감으로써 시간이 지날수록 외모를 흉하게 하고 목숨을 위협하는 매독으로부터 환자들이 치료받을 수 있도록 했다. 살바르산은 에를리히가 606번째 합성한 화합물이지만 네오살바르산은 914번째로 합성된 화합물이다. 이렇게 많은 수의 화합물을 합성해야 유용한 약을 얻을 수 있는 것은 신약 발견이 어려워서라기보다 한 화학물질로부터 변형시켜 만들 수 있는 새로운 화학물질이 아주 많다는 것을 의미한다. 수많은 학자들의 끊임없는 실험 덕에 인류는 안전을 보장받고 기대수명을 높일 수 있게 되었다.

노벨상을 가져다준 새로운 마법의 탄환

에를리히는 살바르산606과 네오살바르산 발견자로 유명하지만 이 업적으로 노벨상을 수상하지는 못했다. 이 약을 발견하기 전인 1908년에 "면역반응에서 항체가 만들어지는 기전을 이론을 정립"한 공로로 노벨 생리의학상을 수상했기 때문이다. 그러나 사람의 몸에서 항원 역할을 하는 미생물에 대항하기 위해 어떻게 다양한 종류의 항체가 만들어지는지를 설명한 그의 측쇄설side-chain theory은 오늘날 엉터리임이 알려져 있다.

에를리히가 화학요법제의 서막을 열 때만 해도 새로운 화학요법제가 속속 개발될 것으로 기대되었으나 실제는 그리 녹록지 않았다. 비슷한 구조를 지닌 약물이 발견되기는 했지만 인류에게 발생하는 수많은 감염병을 치료할 수 있는 약이 금세 발견될 수 있으리라는 기대는 20년이 지나도록 단지 기대일 뿐이었다.

의학 역사를 바꿀 만한 새로운 화학요법제가 발견된 것은 1932년의 일이었다. 1895년에 독일에서 출생한 병리생리학자 게르하르트 도마크Gerhard Domagk가 킬대학교에서 의학공부를 시작하자마자 1차 세계대전이 발생했고, 4년 반 동안 의무병으로 근무한 그는 전쟁터에서 감염병이 군인들에게 큰 위협이 되는 걸 목격하고, 감염병을 해결하겠다는 다짐을 한다.

의과대학 졸업 후 뮌스터대학교 의과대학에 자리를 잡은 그는 감염병 치료제를 찾기 위해 화학요법제 연구에 뛰어들었다. 1927년부터 바이엘 제약회사●와 공동연구를 시작해 바이어에서 합성한 염료인 아조화합물을 재료 삼아 이 물질의 약효 연구를 진행했고, 1932년 술폰아마이드기를 가진 프론토질이 포도알균과 용혈성 폐렴연쇄구균 감염 시 효과를 지닌다는 것을 발견했

● 바이엘은 원래 화학 물질, 염료를 생산하는 회사였는데 시간이 지나 제약 산업으로 사업 영역을 확장했다.

다. 임상시험을 마친 이 약은 1935년에 시판되어 2차 세계대전에서 전상자 치료에 이용되었다.

이탈리아의 약리학자 다니엘 보베(Daniel Bovet, 자율신경계에 작용하는 약물을 발견한 공로로 1957년 노벨 생리의학상 수상)는 프론토질의 항균작용이 장내 미생물에 의해 프론토질이 분해되면서 설파닐아마이드가 생성되는 것이 작용기전임을 알아냈다. 이 논문은 프론토질 자체보다 설파닐아마이드의 항균 효과가 중요함을 보여준 것이다. 그 후로 더 좋은 유도체를 찾아내려는 연구가 행해지면서 많은 약제가 개발되었고, 지금도 비슷한 연구가 진행되고 있다. 설파제라 하면 프론토질의 효과를 확인하는 과정에서 알게 된 설파닐아마이드와 비슷한 효과를 지니는 유도체 전부를 가리킨다.

아조화합물 연구에서 두 번째 화학요법제 발견에 이르기까지는 도마크에게 찾아온 행운과 그로 인한 착상이 중요한 역할을 했다. 그는 아조화합물이 떨어진 배지에서 세균이 자라지 못하는 현상을 우연히 목격했고, 이로부터 아조화합물의 항균효과를 알아챘다. 어느 날 바늘에 찔린 그의 딸이 세균에 감염되어 패혈증이 발생하는 바람에 목숨의 위협을 받는 상황에 처하자 자신이 발견한 그 물질을 딸에게 주입해 목숨을 살렸다. 그는

'세균에 대한 화학요법을 개발한 공로'로 1939년 노벨 생리의학상 수상자로 결정되었으나 히틀러가 이끄는 나치 정부의 방해로 수상을 하지 못했고, 대신 2차 세계대전이 끝난 후 노벨재단을 방문해 뒤늦게 상장과 기념메달을 받을 수 있었다.

곰팡이가 침입한 세균을 퇴치하기 위해
함유하고 있는 물질

도마크가 우연히 아조화합물이 배지에서 세균 증식을 막는 현상을 발견하기에 앞서서 영국의 미생물학자 플레밍은 곰팡이가 함유한 물질이 세균 증식을 막는 현상을 발견했다. 세인트매리 의과대학을 졸업한 후 세균학 연구에 뛰어든 플레밍은 1차 세계대전에 군의관으로 참전했다. 그러나 당시에 감염 예방과 치료에 사용하던 석탄산을 비롯한 약제의 효과는 아주 미미했다. 많은 병사들이 감염병으로 목숨을 잃는 것을 목격하면서 전쟁이 끝나자마자 본격적으로 세균감염을 해결할 수 있는 물질을 찾기 시작했다.

1928년, 플레밍은 우연히 테이블 위에 올려둔 배지에 들러붙은 곰팡이 부분만 세균이 증식하지 않는 것을 발견했고, 곰팡이에 들어 있는 향균성 물질인 페니실리움 노타툼이 원인임을 밝혀냈다. 플레밍 이전에도 세균이 곰팡이에 감염될 수 있고, 곰팡이가 세균증식을 억제할 수 있는 물질을 함유하고 있을 것이라는 연구논문은 이미 발표된 적이 있었기 때문에 플레밍의 연구는 다른 학자들의 관심을 끌지 못했다. 그러나 플레밍 이전에는 구체적으로 곰팡이에서 어떤 물질이 어떻게 발현되는지 규명한 사례가 없었고, 누구도 그 물질을 분리해 약으로 쓰겠다는 생각을 하지 못했다.

수년 후 플로리와 체인에 의해 플레밍의 연구 결과가 재발견되었고, 이들은 허점을 보완해 페니실린의 효과를 알아냈다. 이들은 페니실린을 대량으로 정제해 포도(상)구균에 감염된 환자를 대상으로 임상시험을 진행했고, 곰팡이가 함유한 페니실린이 세균감염 시 치료 효과가 있음을 증명했다. 그렇게 페니실린은 최초의 항생제로 등장하게 되었다.

1943년부터 감염병 치료에 이용되기 시작한 페니실린은 2차 세계대전에서도 사용되었다. 초기에는 곰팡이에서 분리한 페니실린을 사용했지만 지금은 천연물보다 더 많은 종류의 세균에 사용 가능하고, 부작용이 적은 반합성 페니실린을 사용한다. 반합성이란 6-APAaminopenicillanic acid를 원료로 이용해 합성한 것이다.

과거에는 세균을 죽이기 위해 사용한 항균제를 화학요법제와 항생제로를 구분했지만 오늘날에는 항생제를 과거 항균제의 뜻으로 사용하고 있다. 페니실린을 발견한 플레밍과 페니실린의 사용화에 공헌한 플로리와 체인은 2차 세계대전으로 한동안 중지되었던 노벨상 수여가 재개되자 1945년에 공동으로 노벨 생리의학상을 수상하게 되었다.(1부 58쪽 내용 참고)

새로운 항생제를 찾아서

곰팡이에서 얻은 페니실린이 감염병 치료제로 사용될 수 있다는 소식을 들은 우크라이나 출신인 미국의 세균학자 왁스먼은 '이 세상에 곰팡이 종류가 얼마나 많은데 항생물질이 페니실린 한 가지만 존재할 리 없다'는 생각을 했다.

1910년에 미국으로 이민을 온 왁스먼은 농학을 전공한 후 1920년에 릿거스대학교의 토양 미생물학교수가 되었다. 1927년에는 《토양 미생물학 원리THE SOIL AND THE MICROBE》라는 저서를 발행하는 등 학자로서의 입자를 다져가던 그는 1930년대 후반부터 항생제를 찾아내기 위한 연구에 착수했다. 그의 연구 방법은 여러 세균을 각각 배양하면서 흙을 배지에 첨가시켜 세균 증식을 억제하는 물질을 찾아내는 것이었다. 흙 속에는 수많은 곰팡이가 포함되어 있고, 모든 곰팡이가 같은 항생물질을 가지지는 않을 테니 페니실린 외의 항생물질을 찾아낼 수 있을 으리라는 것이 그의 가설이었다. 그가 계획한 방법은 수많은 반복이 필요한 재미없는 일이었지만 그의 연구팀은 묵묵히 연구를 수행했다.

왁스먼은 모든 병원성 세균을 박멸할 수 있는 강력한 항생제를 찾아내고자 했다. 이미 페니실린이 광범위하게 사용되고 있었으나, 페니실린이 효과를 지니지 못하는 미생물도 많았으므로 왁스만은 병원성 세균 전부를 해결할 수 있는 완벽한 항생제를 찾는 것을 최종목표로 삼았다. 왁스먼의 연구팀은 방선균의 일종인 스트렙토마이세스 그리세우스Streptomyces griceus의 배양액에서 추출한 항생물질이 페니실린으로는 해결할 수 없는 세균감염에 효과가 있음을 발견했다. 이 물질 외에 스트렙토마이신이라 이름 붙인 항생제를 발견하는 등 많은 항생제를 계속해서 발견했다. 곰팡이가 다양한 항생물질을 지니고 있으리라는 그의 예상처럼 왁스먼은 1940년 액티노마이신, 1943년 스트렙토마이신,

1946년 글리세인, 1948년 네오마이신 등을 찾아냈다. 액티노마이신의 경우에는 구조가 조금씩 다른 여러 가지 종류가 있었다. 그는 곰팡이가 지니고 있는 항균효과를 지닌 물질을 항생제라 부르자고 제안했고, 그의 제안이 받아들여진 것이 항생제라는 용어의 유래가 되었다.(1부 63쪽 내용 참고) 그는 결핵 치료에 사용할 수 있는 스트렙토마이신을 발견한 공로를 인정받아 1952년 노벨 생리의학상을 수상했다.

페니실린을 개발한 것과 같은 방법을 반복한 그의 연구가 독창적이라 할 수는 없지만 항생제 발전에 공헌했고, 당시에 세계적으로 가장 문제가 되는 감염병이었던 결핵 치료제를 발견해 결핵에 의한 사망자 감소에 크게 기여했다. 그 이후로 20세기 후반에 수많은 화학요법제와 항생제가 개발됨으로써 역사적으로 인류를 괴롭혀온 감염병은 이제 더 이상 인류의 수명을 단축하는, 가장 해결해야 할 질병의 위치에서 벗어나게 되었다.

세균을 물리치니 암이 찾아왔다

바이러스가 불러온 암

독성 물질이라는 뜻에서 유래한 용어, 바이러스

바이러스, 세균, 진균(곰팡이와 효모 포함) 등은 미생물에 속한다. 바이러스는 스스로 증식을 하지 못하므로 숙주세포 내에 들어가서 숙주세포의 능력을 이용해야만 증식이 가능하다. 생물체의 기본 특성인 자가증식을 못하고, 숙주세포의 도움을 받아야만 한다는 점에서 생물체와 무생물체의 중간으로 취급받는다. 하지만 때로는 분류상 가장 작은 미생물이라 하기도 한다.

19세기 후반에 세균학이 발전하면서 연구자들은 세균을 분리하기 위해 여과지를 사용하기 시작했다. 1884년, 프랑스의 미생물학자 샤를 샹베를랑Charles Chamberland이 발견한 여과지는 세균보다 작은 구멍을 지녔는데, 일반적인 세균의 크기(1µ)보다 작은 0.1~0.4마이크로미터(1µ은 1×10-6m, 1센티미터의 1만 분의 1)여서 세균을 걸러내기가 가능했다. 세균이 포함된 액체를 부으면 액체는 구멍을 빠져나가지만 세균은 구멍을 빠져나가지 못해 여과지에 걸린다. 그래서 연구자들은 여과지 위에 남은 물질인 세균을 현미경으로 관찰할 수 있었고, 이를 배지에 넣어 증식시킬 수도 있었다. 바이러스는 여과지 구멍을 통과할 수 있을 정도로 크기가 작고, 전자현미경을 사용하지 않으면 볼 수가 없다. 1930년대가 되어서야 전자현미경이 등장했기 때문에 19세기 학자들이 바이러스를 보지 못한 것은 당연했다.

14세기 후반에 라틴어로 독성을 지니고 있음을 의미하는 용어로부터 유래해 virus(바이러스, 독성 물질), virulent(독성을 지닌)라는 용어가 영어에서 사용되기 시작했다. 18세기 말이 되자 학자들은 경험을 통해 여과지로 거른 용액에 독성 물질은 물론 병을 일으키는 물질도 포함되어 있음을 알아챘다. 그리하여 바이러스라는 용어가 "전염병을 일으키는 물질"이라는 뜻으로 사용되기 시작했다.

1892년 러시아의 생물학자 드미트리 이바노프스키Dmitri Ivanovsky는 여과지를 이용해 담배모자이크병에 걸린 담배 잎의 즙을 여과한 결과 여과액에 질병을 일으키는 성질이 있다는 것을 발견했다. 담배모자이크병은 세균이 아닌 훨씬 더 작은 병원체로부터 감염되는 질병임을 증명하면서, 처음으로 식물에서 바이러스성 질병이 발생한다는 것을 발견하게 되었다. 병이 생긴 부위에서 시료를 채취해 적당한 용액으로 희석시킨 후 여과지를 통과시키면 여과지 구멍보다 작은 세균은 여과지를 통과하지 못한다. 따라서 여과지에 쌓인 시료를 감염병이 생긴 동물과 같은 종류의 동물에 주입하면 감염병이 발생하곤 했다. 호기심이 충만한 학자들은 여과지에 걸러진 물질은 물론 여과지를 통과한 용액도 별도로 동물에 주입하곤 했다. 그런데 현미경으로 아무것도 볼 수 없는 용액을 동물에 주입한 경우에도 병이 발생하는 경우가 있어서 여과지를 통과한 용액에는 독성 물질이 포함되어 있으리라는 추측을 했다.

1898년에 독일의 세균학자 프리드리히 뢰플러Friedrich Loeffler는 돼지에게 발생하는 구제역이 여과지를 통과하는 미지의 생명체에 의해 발생한다는 사실을 알아냈다. 같은 해에 네덜란드의 미생물학자 마티너스 바이어링크Martinus Beijerinck는 여과지를 통과하는 생명체가 자체로는 생존하지 못하고, 반드시 다른 세포에 기생을 해야 생존할 수 있음을 알아냈다. 바이러스의 존재를 서서히 알아가고 있었던 것이다. 1902년에는 미국 군진의학의 아버지 월터 리드Walter Reed가 황열yellow fever이 바이러스성 질병임을 증명하는 과정에서 사람에게서 질병을 일으키는 바이러스를 최초로 분리하는 예를 보여주었다. 1910년대에는 세균에 기생하는 바이러스가 발견되었으며, 1915년 영국의 세균학자 윌리엄 트워트William Twort는 이 바이러스가 세균에 침입해 기생하는 과정을 규명하여 세균을 먹고 산다는 뜻으로 박테리오파지라는 이름을 붙였다.

바이러스가 암을 일으킨다는 사실을 발견한 라우스

1879년 미국 볼티모어 주변의 시골 마을에서 프랜시스 라우스Francis Peyton Rous가 태어났다. 아버지가 일찍 세상을 떠나면서 경제적 어려움에 처했지만 어머니는 3명의 아이들을 키우기 위해 최선을 다했다.

1900년에 존스홉킨스대학교 의과대학에 입학한 라우스는 해부학 실습 중 손가락에 상처를 입었고, 이로 인해 결핵에 걸려 1년간 휴학을 하게 되었다. 라우스는 농업을 하는 텍사스의 삼촌 집에서 시간을 보냈고, 농촌생활에 친밀감을 가졌다. 여유로운 생활로 활동력이 커지는 원동력을 얻게 되었다고 술회하기도 했다.

의과대학을 졸업한 라우스는 기초의학에 관심을 가지고 독일에서 더 공부를 했다. 귀국 후 록펠러재단의 지원을 받아 림프구에 대한 연구를 진행한 후 이를 논문으로 발표했다. 그는 이 연구에 만족한 록펠러 연구소장에게 스카웃되어 평생 록펠러 연구소에 몸을 담게 되었다. 그 직후인 1909년 어느 날, 한 농부가 다리근육에 악성 종양(암)이 생긴 닭 한 마리를 가져왔다. 이 닭은 암의 원인을 찾는 일에 관심이 있었던 라우스에게 흥미를 촉발시켰다. 라우스는 암 조직에 뭐가 들어 있는지를 확인하기 위해 액체질소로 조직을 냉동시키고 완전히 갈아버렸다. 이렇게 하면 세포는 모두 파괴되지만 세포 내의 작은 물질은 남아 있게 된다.

이미 19세기 말부터 박테리아를 분리하기 위해 여과지를 통과시키는 실험이 유행하고 있었기에 라우스도 이 방법을 사용했다. 라우스는 암이 미생물 병원체에 의해 발생한다고 생각하고 있었다. 여과지를 통과한 액체와 여과지를 통과하지 못한 물질을 별도로 암에 걸린 닭과 같은 종의 닭에게 주사했다. 그러자 여과지를 통과한 액을 주사한 닭에서는 암이 발생했으나 여과지를 통과하지 못한 물질을 주입한 닭에서는 아무 변화도 생기지 않았다.

라우스는 여과지를 통과한 바이러스가 암의 원인이라 결론내리고, 자신이 발견한 바이러스를 라우스 육종 바이러스Rous sarcoma virus라 명명했다. 그는 세포가 없는 여과액이 암을 일으킨다는 내용을 1910년 11월에 열린 학술대회에서 발표하고, 이듬해에 논문으로 발표했다. 이로써 인류 역사상 최초로 바이러스가 암을 일으킬 수 있다는 사실이 알려지게 되었다.

바이러스학의 발전과 사람에게서 여러 암의 원인이 되는 바이러스

19세기 중반에 미생물 연구가 활발해지면서 미생물이 암을 일으킬 것이라는 가설을 세운 학자가 등장했다. 그러나 가족 사이에서 암 환자가 흔히 발생하지는 않았으므로 이 이론은 사라지는 듯했다. 그러나 19세기 말이 되면서 종양이 생긴 동물로부터 조직을 소량 절취해 다른 동물에 이식하면 종양이 발생한다는 사실이 알려지기 시작했다. 악성 종양인 암도 전파될 수 있다는 주장이 제기되었고, 이에 관심을 가진 학자 중 한 명이었던 라우스는 농부가 육종에 걸린 닭을 가져다주었을 때 이를 기회 삼아 적극적으로 연구에 임했다. 라우스는 육종 조직으로부터 자신이 얻은 시료를 원하는 연구자들에게 보내주곤 했다. 그러나 관심을 가진 연구자들의 수요에는 미치지 못할 정도로 크게 부족했다. 세균은 배양이 가능해 시료를 얼마든지 많이 얻을 수 있었지만 바이러스는 그때까지 배양이 불가능했다.

라우스로부터 시료를 받은 연구실에서는 닭에게서 육종을 일으키는 실험을 진행했지만 성공사례보다 실패사례가 더 많았다. 바이러스는 숙주세포 내로 들어가지 않으면 생존이 쉽지 않아 시료를 전해주고 받는 과정에서 죽거나 약해질 가능성이 얼마든지 있었다. 후속 성과가 없자 1915년부터는 라우스도 암 연구를 중단하고 다른 주제로 관심을 돌렸다.

1930년대에 미국의 병리학자 리처드 쇼프Richard Edwin Shope는 야생토끼에게서 피부섬유종과 유두종을 일으키는 바이러스를 발견했다. 볼드윈 루케Baldwin Lucké는 바이러스가 개구리의 선암을 일으킬 수 있음을 발견했고, 존 비트너John Joseph Bittner는 바이러스가 생쥐에게서 유방암을 일으키는 사실을 발견했으며, 루드비히 그로스Ludwik Gross는 1951년에 생쥐에게서 백혈병을 일으키는 바이러스를 발견했다. 이어 사람에게서도 암을 일으키는 바이러스가 발견되기 시작했다.

1966년에 라우스는 노벨 생리의학상 수상자로 결정되었다. 실험을 통해 바이러스가 암을 일으킨다는 사실을 발견하고, 학술대회에서 발표한지 56년 만의 일이었다. 이는 노벨 생리의학상 역사에서 연구업적을 낸 후 노벨상을 수상하기까지 가장 오래 걸린 사례로, 43년이 걸린 2등보다 무려 13년이 더 걸렸다. 이렇게 오랜 시간이 걸린 것은 라우스의 연구업적이 바이러스학 분야의 발전보다 너무 앞서갔기 때문이다. 바이러스를 볼 수도, 배양할 수 없는 시기에 획기적인 업적을 냈지만 검증이 어려웠기 때문이다.

시대를 너무 앞서가면 인정을 받을 때까지 시간이 걸릴 수밖에 없다. 그나마 다행인 것은 태어나서 87년간 살았으므로 노벨상 수상자로 선정될 수 있었다는 점이다. 87세의 나이는 7년 후인 1973년에 동물행동을 연구한 업적을 인정받아 노벨 생리의학상을 수상한 오스트리아의 동물학자 카를 프리슈Karl Ritter von Frisch 와 함께 노벨 생리의학상 수상자 중 최고령 기록이기도 하다.

라우스는 닭으로부터 동물에게서 암을 일으키는 바이러스를 처음 발견했지만 라우스 육종 바이러스가 사람에게도 암을 일으키는 것은 증명하지 못했다. 이후 2008년에 이르러서야 노벨 생리의학상을 수상한 독일의 바이러스학자 하랄트 하우젠Harald zur Hausen의 "자궁경부암을 일으키는 사람 유두종 바이러스의 발견"을 통해 바이러스가 사람에게도 암을 일으킨다는 사실이 밝혀졌다. 이외에도 엡스타인·바 바이러스Ebstein-Barr Virus, B형 간염 바이러스, C형 간염 바이러스, 사람 T 림프구 바이러스 등이 암을 일으킨다는 사실이 알려져 있다.

세균의 시대가 가고
'바이러스'의 시대가 온다

사람에게 피해를 일으키는 변종 바이러스의 탄생

역사를 장식한 세균성 감염병

인류가 탄생하기 전부터 감염병은 지구상에 존재했다. 인류가 태어나자마자 수많은 미생물이 사람과 함께 살기 시작했고, 인류에게 해가 되는 병원체가 수시로 생겨나 감염병이라는 이름으로 인류를 위협하곤 했다. 감염병은 앞서 소개한 것처럼 여섯 가지 요소가 갖춰져야 유행한다. 14세기에 아시아에서 유럽으로 페스트가 번져갈 때처럼 병원체가 잘 전파되려면 전파에 유리하도록 조건이 잘 갖춰져야 한다.

산업혁명 이후에 도시가 발전하기 시작하면서 인류는 대규모로 집단생활을 하기 시작했다. 병원체의 입장에서 숙주가 될 수 있는 사람이 모여 살고 있다는 것은 밀도가 높아져 전파에 용이한 여건을 형성하게 된다. 그러자 감염병이 한번 유행했다 하면 대규모로 번질 가능성이 커졌다. 집단의 크기가 크지 않았던 농경시대에는 감염병의 유행 양상이 그리 심하지 않았지만 역사가 발전하면서 인류가 구성하는 집단의 크기가 커져 감염병의 유행 가능성이 증가한 것이다.

역사적으로 유럽인들에게 큰 위협이 되었던 감염병의 예로 13세기 한센병, 14세기 페스트, 19세기 결핵과 콜레라, 20세기 초 독감 등이 있다. 말라리아는 예외적으로 유사 이래 지금까지 꾸준히 가장 위협이 되고 있는 감염병의 하나다. 이상의 여섯 가지 감염병 중에서 발진티푸스와 말라리아는 원생생물, 독감은 바이러스가 원인이고, 나머지 네 가지는 세균이 원인이다.

역사적으로 세균성 감염병이 수시로 유행을 해 인류를 괴롭힌 것은 세균이 인류와 가까운 곳에서 호시탐탐 기회를 엿보고 있었기 때문이다. 세균은 사람의 몸속에 정상적으로 존재하고 있듯이 언제나 사람 가까이에 있으면서 면역력이 떨어지는 경우 병을 일으킬 가능성이 있다. 여기에 더해 가축을 키우기 시작하면서 가축이 지닌 질병이 사람에게 전파되기 시작했고, 사람의 활동 영역이 넓어지면서 새로운 병원체를 만날 가능성도 점점 커졌다. 발진티푸스처럼 예외가 있기는 했지만 역사적으로 인류를 괴롭힌 감염병은 세균에 의한 경우가 대부분이었다. 그러나 20세기에 접어들면서 독감처럼 세균보다 바이러스가 일으키는 감염병이 대세가 되어가고 있다.

20세기 후반부터 증가하기 시작한 바이러스 감염병

과거만큼은 아니지만 코로나19의 대유행에서 볼 수 있듯이 아직도 감염병이 수시로 유행하기도 한다. 20세기 후반부터 새로 유행하기 시작한 감염병은 대부분이 바이러스에 의한 것이다. 왜 세균에 의한 감염병은 증가하지 않는데 바이러스에 의한 감염병은 증가하는 것일까?

두창은 역사를 통해 로마시대뿐 아니라 수시로 유행을 하면서 인류에게 위협이 되어 왔다. 대규모는 아니지만 광견병도 아주 오래전부터 인류에게 전파된 감염병 중 하나다. 이 두 가지에서 볼 수 있듯이 바이러스에 의한 감염병이 오래전부터 존재하기는 했지만 지금처럼 많은 종류의 감염병을 야기하지는 않았다.

바이러스에 의한 감염병이 늘어나는 것은 세균에 의한 감염병이 줄기 때문일 수도 있다. 사람의 몸에 정상적으로 존재하는 세균이 병원균의 침입을 예방하는 것과 같은 원리다. 그러나 세균에 비해 바이러스의 감염이 최근에 더 잘 일어나고 있는 것은 아래와 같은 바이러스의 특성과 상관이 있다.

바이러스의 특성을 변화시키는 중요한 기전, 변이

생명체는 무엇이든 생존을 위해 증식을 해야 한다. 생명체의 본질은 DNA이며, 부모가 자식에게 DNA를 물려줌으로써 종족이 보존될 수 있다. 단세포생물인 미생물은 분열, 발아, 접합과 같은 방식으로 번식을 한다. 세균이 분열해 두 개로 늘어나는 방식은 고등동물의 세포가 분열해 두 개로 늘어나는 것과 유사하다. 아기가 태어나 어른으로 자라나는 것은 세포가 커지는 과정이 아니라 세포 수가 늘어나는 과정이다. 세포가 갈라져 두 개로 나뉘기 위해서는 세포 속에 들어 있는 염색체 DNA가 복제되어 두 배로 늘어나야 한다. 그 후에 이 DNA가 반씩 나뉘어 세포 내에서 양쪽으로 몰려가면 세포 중앙이 갈라지면서 두 개의 세포로 나뉜다.

흔히 사람에게 질병이 생겼을 때 유전자에 변이가 생겼다는 이야기를 하는 경우가 있다. 암세포에서는 암을 일으키는 유전자 또는 암 발생을 억제하는 유전자에 변이가 생긴 경우가 있고, 선천적인 유전자 이상으로 인해 혈우병, 헌팅턴무도병, 낫적혈구빈혈, 중증복합면역결핍증 등이 생기기도 한다. 선천적 유전자 이상은 부모로부터 자식에게 유전자가 전달될 때 유전자가 들어 있는 DNA 부분이 그대로 복제됨으로써 발생한다. 그런데 부모에게서는 이상이 없는데 자식에게서는 유전자 이상이 발견되는 경우도 있다. 이는 자식이 자라면서 정상적인 유전자가 비정상으로 변화하기 때문이다.

세포가 분열되기 위해서는 세포내 DNA가 두 배로 복제되어야 하는데 이를 담당하는 DNA 중합효소가 세포 내에 존재한다. 사람은 물론 세균도 DNA 중합효소를 가지고 있으며, 가지고 있는 종류도 보통 세 가지 이상이다. 이 효소는 DNA가 복제되는 과정에서 실수로 DNA를 구성하는 염기가 잘못 끼어들어가는 것을 수정하는 기능을 한다. 그러므로 변이가 생길 확률을 아주 낮게 유지할 수 있다. 그런데 바이러스는 이러한 번식 방법을 따르지 않는다. 바이러스는 자체적으로 증식을 하지 못하므로 숙주세포의 DNA에 끼어들어가야 한다. 바이러스 중에는 DNA를 가지고 있는 것과 DNA 대신 RNA를 가지고 있는 것이 있다. 생명의 본질이라는 DNA 대신 RNA만 가지고 있는 바이러스는 어떻게 생명을 유지할 수 있을까?

1960년대에 RNA만 가지고 있는 RNA 바이러스가 발견된 후 RNA 바이러스의 생존방식을 연구한 결과 숙주세포 내에서 RNA 바이러스가 가지고 있는 역전사효소에 의해 RNA로부터 DNA가 합성된다는 사실이 밝혀졌다. 이렇게 합성된 DNA가 숙주세포의 염색체 DNA에 끼어들어간 후 숙주세포의 복제능력을 이용해 바이러스의 DNA를 복제하는 동안 바이러스의 구조와 기능에 필요한 단백질을 합성할 수 있는 정보를 가진 유전자도 함께 복제되는 것이다. 사람이나 세균의 DNA를 복제하는 DNA 중합효소는 합성 기능 외에 잘못 합성한 염기를 바로잡는 기능을 함께 가지고 있지만 RNA 바이러스가 가지고 있는 역전사효소는 잘못 합성된 염기를 바로잡는 기능을 갖고 있지 않다. 따라서 유전정보를 전달하는 과정에서 오류가 생길 가능성이 큰 것이다. .

사람에게 해를 일으키는 바이러스는 DNA 바이러스보다

RNA 바이러스가 흔하다. 최근에 매스컴을 탄 적 있는 코로나바이러스, 독감(인플루엔자)바이러스, 에볼라바이러스, 지카바이러스, 웨스트나일바이러스, 에이즈를 일으키는 HIV 등이 모두 RNA 바이러스에 속한다. 코로나바이러스는 감기, 사스(중증급성호흡기증후군), 메르스, 코로나19 등을 일으키는 다양한 종류가 있다. 코로나19가 한창일 때 백신을 접종받은 후에도 변종이 나타났다고 하면서 새로운 백신접종을 권장한 것도 바이러스의 변이가 흔하기 때문이며, 많은 노력을 했음에도 불구하고 에이즈 백신이 아직 개발되지 않은 것도 HIV의 변이가 워낙 잘 발생하기 때문이다.

변이는 바이러스에서 일어나는 자연적인 현상이므로 예방이 어렵다. 따라서 앞으로도 얼마든지 사람에게 피해를 입힐 수 있는 변종 바이러스가 탄생할 가능성이 있으므로 항상 주의를 기울여야 한다.

광우병 쇠고기에서 식인까지…
먹어서 걸린다?

생활방식의 변화와 질병

식인 습관에 의해 전파되는 감염병 쿠루

1923년에 미국에서 태어난 바이러스학자 대니얼 가이듀섹 Daniel Carleton Gajdusek은 하버드대학교 의대를 졸업한 후 소아청소년과 전문의가 되었고, 전 세계를 돌아다니며 각 지역의 토착성 질병이나 문명화하지 않은 부족들이 가진 병에 관심을 가졌다.

1954년부터 호주에서 프랭크 버넷(Frank Macfarlane Burnet, 후천성 면역 관용을 발견해 1960년 노벨 생리의학상을 수상)의 지도로 면역학 연구를 하던 중 파푸아뉴기니아의 포어(Fore, 한글로 포레라고 표기하기도 함)족에게 다른 곳에서는 볼 수 없는 질병이 있다는 이야기를 듣게 된다. 포어족이 쿠루라 부르는 이 질병이 발생하면 균형을 잡지 못해 비틀거리며 걷게 되고, 쉽게 쓰러지며, 언어장애, 근육이 떨리고 치매와 같은 뇌신경계통에 이상 증상이 나타났다. 뇌에 문제가 생기는 것이 확실했으므로 수막염, 홍역, 뇌종양 등이 의심되었지만 증거를 찾을 수 없었다.

쿠루에 관심을 가진 가이듀섹은 1957년부터 포어족이 살고 있는 마을에 들어가 함께 살기 시작했다. 파푸아뉴기니아가 1975년에 호주로부터 독립하기 전까지 호주 정부의 지배를 받았는데 이들은 포어족을 해발 1000~2500미터에 격리시켜 살게 했다. 포어족의 관습 중에는 가까운 친척이 사망했을 때 죽은 사람의 뇌 조직을 떼어 먹는 의식이 있었다. 증상이 뇌기능에 문제를 일으켰으므로 이러한 식인습관이 쿠루의 원인일 거라 생각되었다. 증거의 하나로 쿠루 환자가 여성과 어린이들에게서 많이 나타났는데 이들이 뇌 조직을 떼어 먹는 식인행사에 흔히 참여했기 때문이다.

가이듀섹은 죽은 사람을 애도하는 의식으로 인해 쿠루가 계속 전파된다고 판단하고 1959년에 이 의식을 폐지하도록 했다. 그러자 어린이 중에서는 환자가 발생하지 않았다. 어른들에게서 발생하는 것은 아마도 오래전에 뇌 조직을 떼어 먹은 적이 있기 때문일 것으로 여겨졌다.

사람에게서 발견된 최초의 프리온 감염병이 바이러스로 오인된 이유

가이듀섹은 포어족과 생활하면서 감염을 의심했으나 증거를 찾을 수 없었다. 뇌가 영향을 받는다는 점에서 동식물에서 분비되는 신경독소neurotoxin를 후보로 생각했지만 증거가 없기는 마찬가지였다. 어떤 약도 환자의 증상을 호전시키지 못했고 남자 어른에게서 발생이 적다는 점에서 남성호르몬인 테스토스테론을 이용했지만 치료 효과는 나타나지 않았다. 음식과 물에서도 특이한 점은 발견되지 않았다.

가이듀섹은 포어족의 식인 의식 금지 후 쿠루 발생이 줄어들자 쿠루가 감염성 질환이라는 확신을 가졌다. 그리하여 라우스가 암의 원인을 알아내기 위해 시도한 실험을 반복하기로 했다.(2부 150쪽 내용 참고) 그는 환자의 뇌를 갈아서 작은 조직과 세포로 만든 후 여과지를 통과시켰다. 그리고 나서 여과지에 걸러지는 것과 통과하는 액체를 별도로 분리해 실험용 동물에 주입했다. 이때 가이듀섹으로부터 쿠루로 인해 사망한 사람의 뇌 조직을 전해받은 이고르 클라츠Igor Klatzo는 이 질병이 코로이츠펠트 야곱병Creutzfeldt-Jakob disease와 유사하다고 생각했다. 가이듀섹은 뇌 조직을 생쥐를 비롯해 다양한 실험동물에 투여했다. 그러나 쿠루에서 볼 수 있는 것과 같은 증상을 보이는 경우를 발견할 수 없었다. 가이듀섹은 실험동물을 바꾸며 연구를 계속했고, 결국 침팬지를 이용한 실험에서 흥미로운 결과를 얻었다.

쿠루 희생자의 뇌 조직을 갈아서 침팬지의 뇌에 접종한 후 매일 세심한 관찰을 했던 가이듀섹의 눈이 번쩍 커진 것은 약 1년 반이 지나서였다. 실험에 이용된 세 마리의 침팬지 중 한 마리에게서 사람의 환자에게서 볼 수 있었던 것과 유사한 증상이 나타나기 시작한 것이다. 그로부터 약 2개월 후 두 번째 침팬지에게서도 쿠루 증상이 나타나기 시작했고 곧이어 세 번째 침팬지도 쿠루 환자에서 볼 수 있었던 것과 거의 유사한 증상이 발현되기 시작했다.

쿠루가 감염병이라 확신한 가이듀섹은 쿠루가 발생한 침팬지의 뇌 조직을 갈아서 다른 침팬지의 뇌에 접종하는 실험을 했다. 사람이 아닌 침팬지의 시료를 이용하자 발병까지 걸리는 시간은 더 빨라졌다. 쿠루에 걸린 침팬지의 뇌 조직을 현미경으로 관찰하자 전형적인 해면상 조직이 보였다.

가이듀섹은 이러한 실험결과를 발표하면서 쿠루가 아주 긴 잠복기를 가진 바이러스에 의해 발생한다고 생각해 지발성바이러스slow virus라 이름 붙였다. 1976년, 가이듀섹은 이 공로로, 가이듀섹과 마찬가지로 감염 후 발생까지 꽤 긴 시간이 걸리는 B형 간염의 원인인 바이러스를 발견한 업적으로 함께 노벨 생리의학상에 선정된 바루크 블럼버그Baruch S. Blumberg와 공동수상하게 된다.

프리온에 의해 발생하는 감염병

오늘날 렌티바이러스와 같이 특정의 바이러스를 가리켜 '지발성 바이러스'라는 용어를 사용하기는 하지만 과거에 쿠루의 원인이라 생각한 것은 이제 바이러스가 아니라 감염을 일으킬 수 있는 특이한 단백질인 프리온이 원인임이 알려져 있다. 과거에 지발성 바이러스로 여긴 것 중 일부는 지금도 그 이름을 사용하고 일부는 프리온이라는 사실이 밝혀져 있다. 프리온이라는 용어는 1982년에 프루시너가 자신의 논문에서 처음 사용했다. 프리온은 단백질의 한 종류지만 정상적인 단백질을 자신과 같은 형태로 변형시킨다. 신경세포에 이러한 단백질이 축적되면 신경세포가 기능이상에 의해 질병으로 발전하게 된다.

프리온에 의해 발생하는 질병은 현재 여러 가지가 알려져 있다. 가장 흔한 것은 크로이츠펠트-야곱병이며 그 변종으로 의원성 크로이츠펠트-야곱병, 유전형 크로이츠펠트-야곱병, 산발형 크로이츠펠트-야곱병, 변형 크로이츠펠트-야곱병(variant CJD, vCJD, 인간 광우병)이 있다. 또 쿠루, 게르스트만-슈트로이슬러-샤인커병, 치명적 가족성 불면증, 알퍼스병Alpers' disease 등이 프리온에 의해 사람에게 발생하는 병이다. 이 외에 소에 발생하는 광우병, 양과 염소에게서 발생하는 스크라피scrapie 등도 프리온이 원인이다.

1990년대에 영국에서 광우병이 한창 유행하면서 프리온에 대한 연구가 많이 이뤄지기 시작했다. 지금은 전보다 훨씬 많은 정보와 지식이 알려져 있고 예방도 철저히 하므로 2008년과 같은 공포는 나타나지 않고 있다. 프리온 병 중 가장 흔한 크로이츠펠트-야곱병은 약 백만 명당 한 명에게서 발생한다. 보통 중년이 지나면서 발생률이 증가하며 초기에는 증상이 아주 미약하지만 쿠루처럼 서서히 사람의 기능을 파괴시킨다. 뇌 조직에는 해면상으로 구멍이 뚫리지만 신경퇴행이 일어나는 기전은 아직 알려져 있지 않다. 광우병이 한때 유행하다가 지금 줄어든 것은 과거에 소에게 먹인 사료에 프리온이 섞였을 가능성이 제기되어 지금은 사료 관리를 전보다 철저히 하기 때문이다.

환경을 보호해야 하는
가장 현실적인 이유

서식지 파괴와 인수공통감염병

아프리카돼지열병과 구제역의 공통점

수년 전까지 구제역이 유행해 돼지사육 농가를 혼란에 빠뜨리더니 최근 몇 년간은 아프리카돼지열병이 농민들을 불안에 떨게 하고 있다. 이 두 가지 감염병에 걸린 사람은 아직 없지만 감염병은 언제든 변이될 수 있고, 인간이 사육하는 주요 가축인 돼지에게는 아주 큰 피해가 생겨 막대한 경제적 손실로 이어져 수시로 매스컴에 보도되곤 한다. 아프리카돼지열병은 감염된 돼지의 분비물에 포함된 바이러스가 다른 돼지로 전파되며, 고병원성 바이러스에 감염될 경우 치사율이 거의 100퍼센트에 이를 정도로 돼지에게는 치명적인 감염병이다. 고병원성이 아닌 바이러스에 감염된 경우 감염된 상태로 만성에 이르게 되면 치사율은 20퍼센트 정도까지로 떨어진다. 다행이라면 돼지 이외의 동물과 사람에게서는 발생한 바가 없다는 점이다. 하지만 2015년 낙타로부터 코로나바이러스가 사람에게 전파되어 메르스를 일으킨 것처럼 돼지가 가진 미생물 병원체는 언제든 사람에게 전파될 가능성이 있다.

산업혁명 이후로 지금까지 많은 가축을 좁은 공간에 한데 몰아넣고 대량으로 사육하다 보니 밀도가 높아져 감염병 발생 시 전파가 아주 빠르다. 1997년에 조류독감이 우리나라에 처음 전파된 후 닭이나 오리의 감염 가능성을 줄이기 위해 땅을 파고 대량으로 살아 있는 닭과 오리를 묻어버리는 비인간적인 방법이 처음 시도되었다. 이를 목격한 사람들은 "인간으로서는 지켜볼 수 없는 일"이라거나 "동물을 이렇게 처리하는 것이 과연 옳은 일인가"라는 성찰을 했다. 아프리카돼지열병이나 구제역이 발생했을 때 살아 있는 돼지를 땅에 묻는 방법으로 대량 살상하는 것은 동물권을 무시한 잔인한 방법이기 때문에 대안으로 이산화탄소를 이용해 안락사시키는 것이 제시되곤 한다. 그러나 이 방법은 시간과 노력이 많이 들어가기 때문에 실행이 어렵다는 단점이 있다.

새로운 감염병의 대부분은 인수공통감염병

광우병, 조류독감, 사스, 에볼라, 유행성 출혈열, 마버그열, 라싸열, 리프트밸리열, 웨스트 나일 바이러스 감염, 니파열. 이 병의 공통점은 원래 사람에게서는 발견되지 않던 동물의 감염병이었으나 20세기 후반 이후에 본격적으로 사람을 향해 덤벼들기 시작한 인수공통전염병이다.

인수공통전염병이란 동물로부터 사람에게 전파되는 감염성 질병을 가리킨다. 역사적으로 각종 동물과 사람이 지구상에 출현한 시기가 서로 다르고, 넓은 지구에서 사람과 동물이 분포하는 지역이 밀접하게 붙어 있지 않았으므로 오래전에는 인수공통전염병이 사람에게 그리 큰 문제가 되지 않았다. 페스트, 탄저, 결핵, 광견병, 브루셀라증, 콜레라, 뎅기열 등도 모두 인수공통전염병에 속하는 것들이다. 앞서 살펴본 바와 같이 역사적으로 감염병이 대유행을 하여 한 지역의 인구수를 크게 감소시킬 정도로 인류에게 위협이 된 경우가 많이 있었다.

인수공통전염병이 증가하는 이유는 다음과 같다.

1. 의학 발전으로 새로운 질병을 진단하는 기술이 향상되었다.

의학의 수준이 낮았던 과거에는 새로운 인수공통전염병이 나타나더라도 이것이 무슨 병인지 모르고 지나갈 수 있었지만 오늘날의 의학 수준은 혹시 정확한 원인, 진단, 치료법 중 일부를 알아내지는 못한다 해도 그 질병을 모르고 지나갈 가능성은 과거보다 훨씬 낮아졌다.

2. 의료기술이 발전되면서 동물로부터 의료산업에 사용되는 재료를 얻는 일이 잦아졌다.

예를 들면 인슐린을 당뇨병 치료에 이용하기 시작한 초기에는 돼지 인슐린을 분리해 사람에게 투여했다. 이 과정에서 돼지의 감염병이 사람에게 전파될 가능성이 있다. 오늘날에는 돼지 인슐린 대신 유전자 재조합으로 얻은 인슐린을 사용한다.

3. 가축을 대량 사육하면서 가축에 유행하는 질병이 단기간에 대유행을 일으킬 가능성이 높아졌다.

오늘날에는 가축을 야생에서 키우는 것이 아니라 공장화된 형태로 키우고 있다. 야생에서 가축이 자란다면 혹시 감염병이 발생하더라도 아주 제한된 지역에서 유행하는 것으로 끝나겠지만 공장형태의 좁은 장소에서 운동도 제대로 못 하는 상태로 사육되다 보니 감염병에 대한 방어 능력도 떨어질 뿐 아니라 한 번 유행했다 하면 집단적으로 발병하는 것이 이를 다루는 사람들이나 접촉한 물질을 통해 사람에게 전파되기 쉬운 환경이 조성되었다.

4. 교통의 발전에 의해 사람들의 이동과 접촉이 잦아졌다.

교통의 발전은 사람과 사람은 물론 사람과 동물의 접촉 기회를 증가시킴으로써 과거에는 작은 지역에 유행하다 사라질 질병도 오늘날에는 넓은 지역으로 번져갈 가능성이 증가되었다.

5. 지구상의 생활환경이 변화하는 속도가 빨라지면서 병원체들이 쉽게 변이를 일으킬 수 있는 환경이 조성되었다.

환경의 변화는 생명체가 환경에 적응하는 능력을 향상시킨다. 멸종위기에 처한 생명체는 살아남기 위해 여러 가지 방법으로 변이를 일으키며, 이 과정에서 종의 다양성이 커지게 되고 결과적으로 인간에게 해가 되는 병원체의 수도 증가한다.

6. 개발에 의해 자연환경이 파괴되면서 사람과 격리되어 있던 동물들이 사람과 접촉할 기회가 증가했다.

밀림이 우거져 있는 환경에서는 사람이 밀림의 동물들과 접촉할 기회가 거의 없었다. 그러나 인간들이 댐을 건설하고, 우거진 숲을 베어내면서 살 곳을 잃은 동물들이 사람과 접촉할 기회가 점점 증가되고 있다. 에볼라의 경우 박쥐가 사람에게 옮겨준 질병으로 추측되며, 에이즈는 원숭이가 사람에게 옮겨 준 것으로 판명되었다.

코로나19와 같은 대유행이 다시 오는 것을 막으려면

코로나19의 유행은 인류가 역사적으로 한 번도 하지 못한 경험이었다. 사람들이 접촉을 피해 밖으로 나가지 않자 익숙하게 여기던 많은 것들이 달라지기 시작했다. 공기를 오염시키던 사람들의 활동이 감소하면서 미세먼지가 줄어드는 등 공해가 해결되기 시작했고, 에너지 소모량이 작아지면서 석유와 같은 에너지원 가격이 떨어졌다. 대신 배달문화의 발전으로 배달용 쓰레기가 급격히 증가했고, 일회용 물품 소모도 많아졌다. 코로나19의 유행은 영화나 소설에서 볼 수 있던 위협적인 감염병의 대유행이 실제로도 유행할 수 있음을 보여주었다. 그러자 코로나19의 유행이 끝나면 이전과 같은 상태로 돌아가더라도 언제든 코로나19와 같은 새로운 감염병이 대유행을 할 수 있으리라는 예상도 가능해졌다. 앞에서 열거한 것처럼 사람에게 새로운 감염병이 발생할 가능성은 얼마든지 있다. 그 가능성을 줄이지 않으면 지구에서 인류를 위협할 감염병은 언제든 찾아올 것이다. 지구상에 있는 수많은 바이러스가 변이를 일으킬 기회가 엄청 많다는 사실을 제외하면 인류에게 큰 위협이 될 수 있는 새로운 감염병의 유행은 사람의 노력으로 예방이 가능하다.

그러나 그 방법이 쉽지 않은 것이 문제다. 맛있는 식사를 하기 위해 가축을 집단 사육하는 것을 피해야 하고, 사람들의 활동 영역을 넓히기 위해 자연을 개발하는 일도 피해야 한다. 사람의 손길이 닿지 않는 지역을 탐험해서도 안 되고, 새로운 감염병에 노출 가능성을 줄이기 위해 여행도 피하는 것이 좋다. 변이에 의한 병원체의 발생을 제외하면 인수공통전염병이 사람에게 전파되는 것을 막아야 하기 때문이다.

이상의 내용을 토대로 사람들이 현재의 생활방식을 더 자연친화적으로 바꾸지 않는다면 인수공통전염병은 점점 더 큰 문제를 일으킬 것으로 예상된다. 이제라도 인류는 머리를 맞대고 어떻게 하는 것이 인수공통전염병 해결에 가장 좋은 방법인지 궁리해야 할 것이다.

감염병의 진화

감염병이 증가하는 이유와 항생제 내성균의 출현

A형 간염이 과거보다 증가하고 있다

사람의 몸에서 간은 물질대사와 해독을 담당한다. 간염은 간에 염증이 생기는 질병이다. '염증'이란 세포나 조직이 해를 입을 수 있는 상황이 발생했을 때 염증 반응을 일으키는 세포들이 모여들어 해를 최소화하기 위한 방어기전을 발동하는 현상을 가리킨다. 약한 경우에는 염증 반응이 일어났는지 아닌지를 느끼지 못한 채 지나갈 수도 있지만 열이 나거나 빨갛게 변하거나 붓거나 통증이 느껴질 수도 있고 기능이 상실하는 등 증상을 일으키기도 한다. 심한 경우에는 간이 제 기능을 하지 못해 목숨을 잃을 수도 있다.

간에 염증을 일으키는 원인으로는 바이러스, 알코올, 약을 포함한 독성 물질, 자가면역 등을 들 수 있다. 이러한 원인물질에 노출되면 급격히 간세포가 파괴되고도 얼마 지나지 않아서 정상으로 돌아오는 급성간염이 생길 수도 있고, 노출 초기에는 별다른 해를 입히지 않은 상태에서 수년에서 수십 년에 걸쳐 서서히 간세포가 파괴돼 종국에는 간이 딱딱하게 변하기도 하고(간경화), 더 심해지면 간암이나 간부전 상태에 이르게 되어 생명을 잃기도 한다.

간에 염증이 생기면 간세포가 죽어나가게 되므로 기능이 감소하게 된다. 다행히 간은 재생이 잘되므로 어느 정도 손상이 생긴 후에도 치료를 하기만 하면 원상태로 기능을 회복할 수 있다. 간에 염증이 생기는 가장 흔한 이유는 바이러스 감염이다. 간에 염증을 일으키는 바이러스는 A, B, C, D, E, G 등 적어도 여섯 가지가 알려져 있으며 어느 바이러스가 감염되어 간염을 일으키느냐에 따라 A형 간염, B형 간염 등의 이름을 가지게 된다.

B형과 C형 간염 바이러스는 일반적으로 인체에 침입하면 당장 문제를 일으키기보다는 아주 서서히 간에 이상을 일으키므로 감염된 사실을 모른 채 지내다가 신체검사나 다른 병이 있어

서 병원에 갔을 때 우연히 발견되는 경우가 많다. A형 바이러스에 의한 감염은 10여 년 전만 해도 우리나라에서 드문 일이었으나 최근에 A형 간염 바이러스로 간염이 발생하는 환자가 늘어나는 추세다.

A형 간염에 의한 증상은 다른 간염과 비슷하다. 열이 나고, 피로해지며, 배가 아프고, 매스껍고, 구토가 나며, 소변이 짙은 색으로 변한다. 심한 경우 얼굴이 노랗게 변하는 황달이 생길 수도 있다. 전반적으로 소아 때는 증상이 약하지만 성인에게 발생하는 경우에 증상이 심하고, 담낭염, 췌장염, 신부전과 같은 각종 합병증 발생확률이 높아진다. 특별한 치료법이 없으므로 증상을 완화시켜 주다 보면 오래지 않아 일상생활로 돌아올 수 있다.

A형 간염 예방을 위해서는 백신을 접종받으면 된다. 이미 A형 간염에 대한 항체를 지닌 사람은 이미 면역력을 지닌 상태이므로 예방접종을 받을 필요가 없다. A형 간염 바이러스는 주로 음식을 통해 전파되므로 조리된 음식과 끓인 물을 마시는 것이 중요하다. 외출 후에 손과 같이 외부로 노출된 부위를 씻는 것은 A형 간염은 물론 신종독감을 비롯한 각종 감염병 예방을 위해 중요하다. 그렇다면 과거에는 그리 문제가 되지 않았던 A형 간염이 증가하는 이유는 무엇일까?

깨끗한 환경이 감염병을 일으킨다: 위생 가설

일반적으로 감염병은 위생 수준이 낮은 나라에서 더 많이 발생하지만 꼭 그런 것은 아니다. 예를 들면 레지오넬라 감염증은 냉방용 에어컨 사용이 일반화하기 시작하면서 널리 퍼지기 시작했으니 에어컨을 사용하지 않을 때는 유행하지 않았던, 현대문명이 만들어낸 병이라 할 수도 있다. 신기하게도 A형 간염은 위생 수준이 높아지면서 많이 발생하는 감염병이다.

1960~70년대에 우리나라의 위생 수준은 지금과는 비교도 할수 없을 만큼 열악했다. 위생 수준이 낮으니 감염 환자가 생길 가능성은 높았지만 실제로는 자신도 모르는 사이에 소아기에 감염된 후 자연적으로 면역을 가질 가능성도 높았다. 어렸을 때 A형 간염 바이러스에 감염될 가능성이 높았던 시기에는 이를 퇴치하기 위한 능력을 발전시켰을 것이다. 그래서 소아기에 감염되면 약한 증세를 일으키며 면역력을 발전시킴으로써 별문제 없이 넘어가는 경우가 흔했다. 그랬으니 성인이 되어 다시 A형 간염 바이러스에 감염되면 경험을 통해 면역력을 키워 놓은 까닭에 다시 발생할 가능성은 아주 낮았다.

그러나 위생 수준이 향상되자 이야기가 달라졌다. 오늘날에는 소아기에 감염될 가능성이 아주 낮아져 자연적으로 면역력을 형성할 기회가 사라지다시피 했다. 감염 가능성이 줄어든 것은 다행이지만 그 가능성이 제로가 아니라는 점이 문제다. 과거와 비교할 때 A형 간염 바이러스 감염에 대한 가능성은 적어졌지만 그래도 과거보다 늦은 나이에 환자들이 발생하는 경우가 있다. 이른 나이에 감염되었다면 이를 퇴치할 면역력을 가지고 있지만 나이가 많은 경우에는 이제 더 이상 쓸모가 없다고 판단한 몸이 A형 간염 바이러스에 대한 면역력을 유지하지 않고 있으므로 어렸을 때 감염된 것보다 더 심각한 증상을 나타내는 것이다.

이상의 기술에 대해 과학적 증거를 제시하기는 어렵다. 위생 가설은 20세기 말에 진화이론을 도입해 의학과 질병을 설명하기 시작하면서 등장하기 시작한 이론이다. 과학적 증거를 제시하기 어렵다고 해서 근거가 없는 이론이라는 뜻은 아니며 근거가 충분하지 않다는 뜻이다. 진화를 이용해 의학과 질병을 설명하는 학자들이 등장한 후 지금까지 그에 동조하는 학자들이 꾸준히 증가하고 있으며, 위생 가설은 A형 간염이 성인에게 증가하는 것과 함께 아토피가 증가하는 것을 설명하기 위해서도 제시되고 있다.

내성균 출현과 병원감염의 증가

왹스만의 스트렙토마이신 발견이 결핵을 치료할 수 있게 해준 것은 인류에게 아주 바람직한 일이었다. 그 외에 이소니아지드, 파스와 같은 다른 결핵 치료제도 상품화어 사용되기 시작했다. 결핵 치료의 가장 큰 문제점은 치료 기간이 길다는 점이다. 결핵은 하루아침에 나빠지는 병도 아니지만 아무리 좋은 약을 사용한다고 해도 쉽게 증상이 호전되지도 않는 질병이다. 처음 결핵 치료약이 개발되었을 때는 2년 이상 약을 투여하도록 했는데 환자가 혼자서 약을 먹다 보면 어느 정도 상태가 호전되는 듯해 임의로 사용을 중지하는 경우가 많았고, 그 결과 호전되는 듯하던 질병이 더 악화되는 경우가 많았다. 환자가 약물 사용을 중지하는 것이 문제가 되다 보니 의학자들은 더 사용하기 쉽게 약을 사용할 방법을 찾기 시작해 6개월 만에 치료 효과를 얻을 수 있는 방법을 찾았다. 그러나 6개월간 꾸준히 약을 투여하는 것도 쉬운 일은 아니었다.

결핵치료제가 개발되었지만 치료제에 내성을 지닌 결핵균이 나타나는 문제가 발생했다. 일단 약제에 내성이 발생하면 새로운 치료제를 개발하는 것 외에는 방법이 없다. 인류가 병원성 세균을 해결하기 위해 치료약을 개발하는 동안 세균은 나름대로 생존의 길을 찾아내고 있는 것이다. 이것이 결핵만의 문제는 아니다. 모든 미생물은 치료제에 절멸되지 않고 살아남을 수 있도록 내성이 생기는 쪽으로 진화하고 있다.

새로운 약이 계속 개발되던 시기에는 20세기가 다 가기 전에 병원성 미생물을 완전히 박멸할 수 있을 것이라는 기대를 한 적도 있었다. 그러나 새로운 항생제를 사용하면 할수록 그 약에 내성을 지닌 새로운 균주가 등장하는 것이 문제가 되고 있다. 오늘날 항생물질은 사람이나 가축의 의약품뿐만 아니라 발육촉진을 목적으로 한 가축사료에 첨가제로 이용되고 있으나 이 또한 항생제 내성균 출현을 유도할 가능성이 높으므로 항생제는 반드시 필요한 시기에 적정량만을 사용하는 것이 바람직한 일이다.

항생제 내성균 출현과 함께 현대의학에서 문제가 되는 것은 일상생활 중에는 잘 감염되지 않지만 병원에서 집단생활을 하면서 감염이 되는 병원감염이다. 병원 내에서는 병원에서 사용하는 기자재를 매개로 감염이 일어나기도 하고, 사람에서 사람으로 전파될 수도 있다. 병원감염의 병원체로 내성 포도(상)구균을 예로 들 수 있다. 포도알균은 사람의 피부에 널리 분포하는 균으로 여러 가지 종류가 있으며 황색포도(상)구균Staphylococcus aureus이 가장 대표적이다. 이 균은 인체 곳곳에서 문제를 일으킬 수 있지만 적당한 약으로 치료를 하면 문제가 없었다.

페니실린은 포도(상)구균 치료에 좋은 약이었으나 1946년에 병원 내에서 페니실린에 내성을 지닌 균이 처음 발견된 후 페니실린 내성균주가 점차 증가하기 시작했다. 페니실린 사용이 무의미하게 되자 다른 항생제를 사용해야 했다. 1990년대에 들어서자 그때까지 특효약이던 메티실린에 내성을 지닌 균이 늘어나기 시작했다. 메티실린으로 치료할 수 없는 포도(상)구균에 사용할 수 있는 유일한 약인 반코마이신에 대한 내성균VRSA도 검출되고 있다. 아직은 반코마이신 내성균이 많지 않은 것이 다행이지만 새로운 항생제 발견은 항생제 내성균 발생을 촉진하기도 하므로 인류와 세균이 끝없는 경쟁을 하고 있는 것과 마찬가지다.

항생제 내성의 발생원리와 해결책

찰스 다윈Charles Darwin은 1859년에 펴낸《종의 기원》에서 생물은 진화하며 '자연선택'이 진화의 중요한 원리라 했다. 세균이 자신을 사멸하는 항생제에 내성을 가지게 되는 원리는 항생제 내성을 가진 세균만 선택되어 살아남고, 그렇지 않은 세균은 도태되어 없어지기 때문이다.

살아남는 세균은 도태되는 세균과 같은 종이지만 다른 점은 항생제의 공격을 막을 수 있는 장치를 가지고 있다는 점이다. 항생제의 공격을 막는 가장 흔한 방법은 공격을 막을 수 있는 단백질을 생산하는 것이다. 예를 들어서 페니실린이나 세팔로스포린cephalosporin은 베타-락탐링beta-lactam ring 구조를 가지고 있다. 이 구조는 베타-락타메이스라는 효소에 의해 파괴된다. 그러므로 세균이 베타-락타메이스 효소를 생산할 수 있다면 항생제의 공격을 방어할 수 있다. 세균은 염색체 DNA 외에 염색체밖에 존재하는 에피솜episome DNA도 함유하고 있다. 세균이 접합하는 경우 에피솜 DNA를 주고받을 수 있다. 에피솜 DNA에도 특정 단백질을 합성할 수 있는 유전자가 들어 있으므로 베타-락타메이스를 합성할 능력이 없는 세균이 다른 세균과 접합할 때 베타-락타메이스 유전자를 받는다면 항생제의 공격에서 벗어날 수 있다. 이것이 항생제 내성이 생길 수 있는 원리의 한 가지다.

사람이 아무리 연구를 열심히 한다 해도 생명현상의 오묘함을 다 알 수는 없다. 단지 현재의 지식으로 볼 때 진리가 무엇이며, 생명체에서 발견된 새로운 현상을 설명할 방법을 찾을 수 있을 뿐이다. 특정 항생제에 의해 잘 죽는 세균이 어느 날 갑자기 죽지 않게 된 경우 그 이유를 알아내려고 한 학자들이 발견한 한 가지를 앞에 기술했다. 만약 이 세상에 존재하는 어떤 한 종류의 세균 모두가 베타-락타메이스를 합성할 수 있는 정보를 가진 유전자를 가지고 있지 않다면 그 세균은 이 세상에서 사라질까? 그럴 가능성이 없는 것은 아니다. 그러나 지금까지의 경험을 토대로 유추하자면 그 세균이 사람이 만든 항생제에 의해 완전히 사라질 가능성은 거의 없다. 세균은 증식속도가 아주 빠르므로 이 세상에 있는 모든 세균이 특정 항생제를 만나서 사라지기 전에 어떤 방식으로든 항생제에 대항할 방법을 찾아낼 가능성이 크다. 이 세상에 셀 수 없이 많이 존재하는 특정 세균이 지구상에서 쉽게 사라질 만큼 생명체는 약하지 않고, 어떻게 해서든 생존방식을 찾으려 하기 때문이다.

사람 중심의 생각으로는 병원성을 지닌 미생물을 퇴치하는 것이 바람직한 일이지만 사람도 자연을 구성하는 하나의 종일뿐이고, 이 세상은 사람 마음대로 돌아가지도 않는다. 자연계의 일부분인 사람이 치명적인 미생물의 공격을 받아 멸종하는 것이 자연의 섭리가 아니고, 사람이 특정 세균을 멸종시키는 것도 자연의 섭리는 아니다. 치명적인 세균이 사람의 생명을 앗아가는 것은 그 세균도 더 이상 생존하지 못하고 죽은 사람의 몸에서 함께 죽는다는 점에서 바람직한 일이 아니다. 그래서 역사적으로 치명적인 감염병이 시간이 지나면 치명성을 잃는 일이 계속 발생해온 것이다.

사람에게 병원성을 지닌 항생제 내성균이 출현한다는 것은 사람에게 위협이 되는 일임은 분명하다. 이를 방지하기 위해 가장 중요한 것은 항생제를 함부로 사용하지 않는 것이다. 항생제는 병에 걸렸을 때 치료를 하기 위해 사용해야지 병에 걸리지 않고 예방을 위해 사용해서는 안 된다. 예방을 위해 사용하는 것은 지금 당장 내게는 도움이 될지 모르지만 인류에게는 항생제 내성균의 출현을 유도하는 결과를 낳을 뿐이다. 사람이 새로운 항생제를 개발하는 것과 세균이 내성을 가지는 군비경쟁을 벌일 것이 아니라 항생제를 반드시 필요할 때만 적절하게 사용함으로써 항생제 내성균의 출현을 줄이는 것이 항생제의 효과를 오래 유지할 수 있는 길이다.

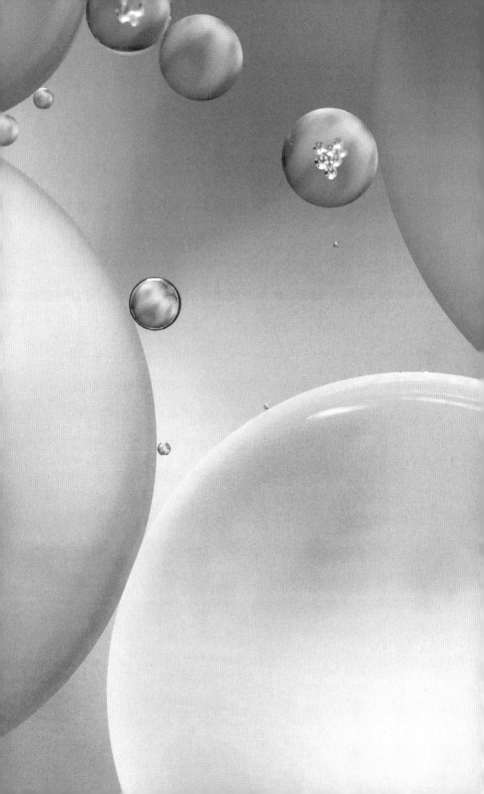

3부

칼과 방패 대신
칼과 바늘

DISEASE VERSUS MEDICINE

약 대신 칼을 든 의사

외과의 시작

통증과 2차감염을 해결하지 못한
고대인들도 수술을 했다

사람들이 신의 힘을 빌리지 않고 스스로 질병을 치료하겠다
는 생각을 한 것은 기원전 4~5세기에 히포크라테스가 등장하면
서부터다. 그는 질병이 신이 내린 벌이라고 생각하던 당시의 사
고에서 벗어나 인체 내부에 있는 구성요소들의 불균형 또는 인
체 내부와 외부의 부조화에 의해 발생한다고 주장했다. 그러므
로 그 이상을 바로잡을 수 있다면 신의 힘을 빌리지 않고 사람의

힘으로 질병을 치료할 수 있다는 것이 그의 이론이었다. 히포크라테스의 주장은 사람은 스스로 치료할 수 있다는 것이었으므로 그로부터 인류는 질병을 직접 해결하기 위해 노력했다. 실제로 의학이 발전하기는 했지만 그 속도는 아주 느렸고, 어떤 약초를 먹는 것이 어떤 질병에 효과가 있는가에 대해서만 지식이 늘어갔을 뿐 근대에 이르기까지 실제로 치료에 있어서 발전한 내용은 거의 없었다.

그러나 수술법은 꾸준히 발전해왔고, 역사도 기원전으로 올라갈 만큼 오래되었다. 수술이란 몸에 생긴 필요 없는 부분을 칼 등의 도구를 이용해 인위적으로 잘라내는 방법이다. 몸에 칼을 대고 뭔가를 자른다고 하면 아프고, 피가 흐르고, 칼로 자른 부위를 싸매야 한다는 생각이 들 것이다. 지금도 수술을 한다고 하면 이런 생각이 흔히 들곤 하는데 의학이 발전하지 않는 수천 년 전에는 이런 문제를 어떻게 해결했을까?

통증을 해결하기 위해 오늘날에는 마취제가 이용되고 있다. 수술 후에 몸에 상처가 생겨 병을 일으키는 세균이나 바이러스 같은 미생물이 몸에 침입하는 것을 막기 위해서는 무균처리를 한다. 이런 일은 19세기 중반 이후에야 겨우 해결할 수 있었으니 그 이전에는 수술을 하는 경우 엄청난 통증을 참지 못한 이들이 차라리 죽여 달라고 하는 경우도 있었다.

통증과 수술 후의 2차감염이 해결의 실마리를 보인 것은 19세기의 일이었지만 그 이야기는 다음으로 미루고 고대의 성형수술에 대해 소개를 하고자 한다. 성형수술plastic surgery의 어원인 'plastikos'는 그리스어로 '모양을 만들다'는 뜻을 지닌다. 어원에서 볼 수 있듯이 성형수술은 정상적인 기능과 외모를 회복하는 것을 목표로 하는 재건 시술과 심미적 매력을 높이는 미용 시술을 모두 포함한다.

수술 역사의 초창기를 장식한 인도의 성형수술

오늘날 성형수술이라 하면 미용을 위한 성형수술을 먼저 떠올리게 되지만 성형수술의 시초는 몸에 생긴 손상을 재건하는 수술이었다. 성형수술에 대한 기록은 기원전 약 2900년경으로 거슬러 올라간다. 고대 이집트 제3왕조시대에 피라미드를 세운 건축가이자 의사로 알려진, 실존 인물인지 전설 속의 인물인지 판단하기 어려운 임호텝이 썼다고 알려져 있는 파피루스에 코를 재건하는 수술에 대한 내용이 실려 있다. 코의 바깥쪽에 외상을 입었을 때 어떻게 재건할 것인가를 기록한 내용이다.

또 기원전 1550년 무렵에 쓰인 에베르스 파피루스에는 조직을 이식하는 방법이 기술되어 있다. 쉽지 않고 위험하기도 한 조직 이식수술을 얼마나 자주 행했고, 수술 결과가 어떠했는지 정확히 알 순 없지만 기록된 내용을 보면 고대문명의 의학 지식과 기술 수준이 오늘날 우리가 생각하는 수준보다 꽤 높았음을 짐작하게 한다. 이보다 더 잘 알려져 있는 성형수술은 인도 문명지역에서 발달했다. 기록에 따르면 기원전 약 600~700년경에 인도에서 코 재건술이 행해졌다. 수술 방법은 코가 손상된 경우 엉덩이나 사타구니 등의 피부를 떼어 손상이 생긴 코에 붙여서 모양을 좋게 만드는 것이었다.

기원전 6세기에 활약한 인도 최초의 외과의사 수슈루타 Sushruta가 쓴 《수슈루타 상히타Sushruta Samhita》에는 코와 귀의 성형술에 대한 내용이 잘 소개되어 있다. 인도에서 귀와 코 재건술이 발전한 것은 귀와 코 손상이 흔했기 때문이다. 그 이유는 악한 기운을 물리칠 부적을 지니고 다니기 위해 귀에 구멍을 뚫는 경우가 많았고, 절도 등 죄를 저지른 이들을 처벌하기 위해 코를 절단하는 경우도 있었기 때문이다. 《수슈루타 상히타》에는 귀를 재건하는 방법이 열다섯 가지나 기술되어 있고, 코를 재건하는 방법으로 오늘날의 피부이식과 같은 원리를 사용했다. 정교하게 다듬은 나무관을 이용해 콧구멍을 재건하는 방법도 소개되어 있다. 이집트와 인도 외에 로마에서도 비슷한 수술이 행해졌다. 의학자인지 의학백과사전 편찬자인지 구별이 어려운 아우루스 켈수스Aulus Cornelius Celsus가 《의학에 관하여De Medicina》에 손상받은 귀, 입술, 코를 재건하기 위해 했던 수술 방법을 기록해놓았다. 그러나 중세에 접어들자 유럽에서 많은 분야가 그랬듯이 성형수술에 대한 내용도 그다지 발전하지 못한 채 한 밀레니엄을 흘러보냈다.

로마 의학 작가인 오리바시우스Oribasius는 70권으로 구성된 백과사전을 편찬하면서 안면 결함을 복구하기 위한 재건술 등 성형수술에 대한 다양한 예를 소개했다. 그 외에도 인도, 이집트, 그리스 등에서 성형수술에 대한 내용이 발견되곤 한다.

근대 이후에 시작된 성형수술의 2차 발전

재건 수술은 중세 초기에도 계속되었지만 로마의 몰락과 기독교의 확산으로 인해 더 이상의 중요한 발전은 상대적으로 정체되었다. 기독교 중심의 중세사회는 이성적인 학문 탐구보다 종교에 집중했으므로 어느 분야든 신속한 발전이 이루어지지 않았다. 13세기에 특히 인노켄티우스 3세는 어떤 형태의 수술이든 교회법에 의해 명백히 금지된다고 선언했다. 유럽에서는 발전이 거의 없었지만 이슬람교가 득세를 한 서남아시아 지역에서는 10세기에 구순구개열 수술법이 개발되는 등 약간의 진전이 이루어졌다.

르네상스 시기가 되자 과학과 의학도 서서히 발전을 위한 기지개를 켜기 시작했다. 15세기에 이슬람 지역에서 사번쿠오글로Serafeddin Sabuncuoglu가 《장엄한 외과Imperial Surgery》를 발행했는데, 이 책에는 악안면과 눈꺼풀 수술 그리고 유방축소 수술법의 기초가 될 수 있는 치료방법이 기술되어 있다. 인간 중심의 사고가 팽배한 르네상스 재건술과 미용수술 모두 여명기라 할 수 있을 정도로 조금씩 발전이 이루어졌다. 그 결과 피부 이식술에 대한 개념이 보편화하고, 구순열과 구개열을 치료할 가능성도 커져가고 있었다.

1460년에 하인리히 폴스포인트Heinrich von Pfolspeundt는 팔의 뒷부분에서 피부를 잘라내 코 부위에 옮겨붙임으로써 코를 완전히 잃어버린 사람에게 새로운 코를 만들어주는 방법을 기록으로 남겨놓았다. 독일 최초로 외과에 대한 책을 남긴 그는 주로 붕대를 감는 법에 대한 내용을 담았지만 코 성형술을 비롯한 수술법에 대해서도 일부 기술해놓았다. 그는 제대로 교육을 받지도 못했지만 전쟁터를 따라다니며 화살이나 총에 의한 상처를 치료하는 방법을 터득했고, 테레빈유로 상처 부위를 소독하는 방법을 처음으로 기록했다. 이는 약 100년 후 '외과의학의 아버지'인 앙브루아즈 파레Ambrois Paré가 사용하고 발전시킨 방법이기도 하다.

17세기의 소강상태를 벗어난 성형수술은 18세기 후반부터 발전하기 시작했다. 1791년에 목의 피부를 이용해 입술을 수술한 기록이 있고, 1814년에 조지프 카르푸에Joseph Carpue는 수은을 이용한 치료를 시행하다 독성에 의해 코를 잃은 영국군 장교에게 재건수술을 했다. 또 1818년에는 카를 그라페Carl von Graefe라는 독일 의사가 《코재건술Rnihoplastik》이라는 책을 발표했는데 그라페는 폴스포인트가 기술한 방법을 변형한 새로운 방법을 고안했다.

한편 미국의 존 메타워John Peter Mettauer는 1827년에 자신이 개발한 수술기구를 이용해 최초로 선천성 구개열을 수술하는 데 성공했다. 1845년에 요한 디펜바흐Johann Friedrich Dieffenbach는 코재건술에 대한 새로운 책을 쓰면서 재건수술을 한 코를 한 번 더 수술해 미용상 좋게 만드는 방법을 기술함으로써 미용을 위해 성형수술을 할 수 있다는 것을 처음으로 보여주었다. 마취제와 무균처리법이 발견된 19세기 후반 이후에는 여러 가지 방법으로 향상된 수술법이 많이 개발되어 다음에 기술할 피부이식 시술이 행해지게 되었다.

미용 성형수술의 발전

화상 등 몸에 큰 손상을 입는 경우 성형을 통해 원상태로 복구해주는 것이 성형수술의 원래 목적이기는 하지만 오늘날에는 재건술보다는 미용을 위한 성형수술이 일반인들에게 더 널리 알려져 있다.

미용을 위한 성형수술은 20세기에 들어선 직후부터 널리 발전하기 시작했다. 가장 먼저 도입된 것은 피부이식이었고, 뼈·연골·신경·근육·점막 등 여러 조직의 이식술이 개발되기 시작했다. 20세기에 성형수술이 크게 발전한 것은 의학 발전에 힘입은 바도 있지만 두 번에 걸친 세계대전에서 중증 전상자가 많이 발생했기 때문이다. 전쟁 중 다친 환자들을 대상으로 처음에는 손상된 부위를 치료해 살리는 일에 집중했지만 수술 방법이 발전할수록 살리는 것에 그치지 않고 외견상 모양을 더 잘 갖추기 위한 미용 성형수술이 발전하게 되었다.

군의관들은 새로운 무기에 의해 발생하는 인체의 부상을 치료해야 했다. 경험은 없었지만 자신의 지식을 최대한 활용해 재건수술을 시도했고, 이 과정에서 혁신적인 수술 방법이 개발되곤 했다. 이 과정에서 미용을 위한 수술법도 함께 발전하기 시작했다. 손상된 부위를 재건시키는 것은 물론 이왕이면 더 보기 좋게 만드는 것이 환자의 사회복귀에 도움을 주었기 때문이다.

1차 세계대전 중에 심각한 안면 부상을 입은 군인들을 잘 치료함으로써 '현대 성형외과학의 아버지'라는 별명을 가진 해럴드 길리스Harold Gillies는 다양한 성형수술법을 개발했다. 이 과정에서 길리스는 다른 선구적인 의사들과 협력해 안면재건을 전담하는 전문 부서와 병원을 설립했다.

길리스는 피부이식, 수술 과정 중 혈류 유지 등에서 좋은 성과를 거두었으며 성형외과의 발전에 큰 공헌을 했다. 2차 세계대전 중에는 미세수술 기법이 발전하는 등 전상자를 치료하는 과정에서 많은 발전이 이루어졌다. 오늘날 미국에서는 연간 1,200만 건이 넘는 미용 성형수술이 행해진다는 통계 자료가 있을 정도로 미용 성형이 보편화하고 있다.

성형수술의 역사에서도 볼 수 있듯이 부적을 사용하기 위해 귀와 코를 뚫는 관습이 공교롭게도 귀와 코 재건술을 발전시켰고, 전상자의 사회복귀를 돕는 과정에서 재건술과 미용 수술이 동시에 발전했다. 이렇듯 성형수술의 역사를 통해 의학은 역사, 사회, 문화 속에서 발전한다는 것을 알 수 있다.

이발소의 삼색등은
동맥, 정맥, 붕대를 상징한다

외과의 발전

고대와 현대의 수술법 사이에 등장한
'외과학의 아버지'

인류는 이미 수천 년 전에 인공 눈을 만들어주거나 손상이 생긴 코를 재건해주는 수술을 했다. 또 돌로 만든 기구로 머리뼈에 구멍을 뚫는 뇌수술을 하기도 했다. 이러한 수술법이 신석기 시대에도 환자들에게 성공적으로 시도될 수 있었고, 성공적인 결과를 얻을 수 있었던 것은 현대의 최신 의학기술과 비교해도 대단하다고 할 수밖에 없다. 그럼에도 불구하고 수천 년간 수술이 크게 발전하지 못한 것은 균에 의한 감염으로 합병증이 일어났기 때문이다.

19세기에 마취제와 무균처리법이 발견되고 현대의 첨단 수술법이 생겨나기까지 수술법은 수천 년간 서서히 발전해왔다. 그 가운데서 가끔씩 눈에 띄는 발견을 해 수술법 발전에 큰 기여를 한 인물도 있었다. 16세기에 의과대학을 다니지 않았으면서도 외과 발전에 큰 공헌을 한 '외과학의 아버지' 파레가 대표적이다.

의학의 발전에 기여한 이발사

오늘날 임상의학을 크게 내과와 외과로 구분할 때 내과는 약을 쓰고, 외과는 수술을 한다고 쉽게 구분하곤 한다. 사실 외과의사도 수술 전후에 약을 쓰고, 내과의사도 내시경으로 인체 내부를 들여다본 후 뭔가 제거해야 할 이상 소견이 발견되면 내시경 끝에 달린 칼로 잘라내곤 하므로 수술 여부가 절대적으로 내과와 외과를 구분하는 기준은 아니지만, 그래도 약과 수술은 내과와 외과를 나누는 쉬운 기준이 되고 있다. 기원전 4~5세기에 활약한 '의학의 아버지' 히포크라테스나 2세기에 로마에서 활약했고, 중세의학을 지배했다는 평가를 듣는 갈레노스의 의학을 계승한 이들은 주로 약을 사용하는 내과의사 역할을 했다. 고대에서 중세에 이르기까지 의학이 발전하면서 '의사'라는 직업이 등장했는데 이들이 주로 하는 일은 약을 쓰는 것으로 오늘날 내과의사와 비슷한 역할이라고 할 수 있다.

11~13세기에 볼로냐, 파리, 옥스퍼드 등에 대학교가 설립되기 시작하면서 깊이 있는 학문을 하는 이들이 많아졌다. 대학설립 초기에는 학문 구분도 잘 되지 않았고, 가르치는 교수의 관심분야를 학생들이 배우는 형식이었다. 따라서 각 대학교에 개설된 전공분야는 차이가 있었지만 일반적으로 철학, 신학, 법학, 의학을 교과목으로 정해 가르쳤다. 의학은 주로 내과의학을 다루었는데, 수술이 발전하면서 외과의술도 다루어야 마땅했지만 대학에서 의학을 공부하는 이들은 외과를 무시하는 경향이 있었다.

중세 말기에 이를 때까지 죽은 사람의 몸에 칼을 대는 것은 금기로 여겨졌으나 르네상스기가 다가오기 직전 이탈리아에서부터 서서히 사람의 몸 내부를 알기 위해 시체 해부가 시도되기 시작했다. 학생들이 직접 해부할 수는 없었고, 결과만 보고 확인할 수 있었다. 교수들은 칼을 다루는 데 익숙한 이발사가 해부하도록 했고, 그러다 보니 학생들은 갈레노스의 책 내용이 맞는지를 확인하는 정도에 머물렀다. 책 내용과 실제 사람의 몸이 다른 경우에는 그 사람의 몸에서 변이가 일어났다고 생각하곤 했다. 그랬으니 해부를 했음에도 불구하고 16세기에 '해부학의 아버지' 라 불리는 안드레아스 베살리우스Andreas Vesalius가 직접 해부를 해서 갈레노스의 책에 적힌 수많은 오점을 찾아내기 전까지 해부학은 크게 발전하지 않았다. 의과대학에서 해부학 수업을 도운 이발사들의 활약은 여기에 머물지 않고, 수술법 발전에도 기여했다. 제대로 교육받지 않았으나 장기간의 경험으로 숙련된 기술을 발휘하던 이발사들은 의사들이 수술하는 것을 돕거나 (내과)의사들의 요청으로 직접 수술을 집도하기도 했다.

많은 나라에서 이발소의 상징물로 흰색, 파란색, 빨간색이 나란히 빙글빙글 돌고 있는 삼색등을 사용하곤 한다. 삼색등에서 빨간색은 동맥(산소를 함유한 빨간색 피), 파란색은 정맥(산소가 없는 푸르스름한 피), 흰색은 붕대를 가리킨다. 이 세 가지는 모두 수술과 밀접한 관련이 있으며 이발사들이 오래전 외과의사 역할을 했다는 흔적으로 볼 수 있다.

파레가 '외과학의 아버지'라는
별명을 가지게 된 이유

수술 후 합병증이 생기는 것은 상처 부위를 통해 질병을 일으키는 미생물이 침입했기 때문이다. 이를 예방할 무균처리법은 1865년에야 발견되었지만 그 이전에도 상처부위로 병균이 침입하면 몸에 해롭다는 사실은 눈치를 채고 있었다.

피부에 작은 상처만 생겨도 밴드를 붙이는 것은 그 부위로 병균이 들어오는 것을 막고, 상처 부위가 원래의 모양처럼 잘 아물게 하기 위해서다. 수백 년 전에는 밴드 대신 나뭇잎이나 천으로 가리기는 했지만 상처가 큰 경우에는 뜨거운 기름을 붓거나 인두 등을 이용해 불로 지져 혈관을 막아 버렸다. 언제부터 뜨거운 기름을 부었는지는 확실치 않으나 총이 나온 후부터 많이 사용된 것은 분명하다. 총알이 날아갈 때 열에너지가 발생하는데 혈관에 손상이 생겨도 총알의 열에 의해 손상 부위가 막히는 경우가 흔히 발견된 것이 그 이유라고 생각된다. 그런데 뜨거운 기름을 부으면 통증이 심하고, 불로 상처 부위를 지지는 경우에도 통증은 물론 흉터가 수반되므로 치료를 포기하겠다는 이들도 있었다. 따라서 끓인 기름 대신 끓인 후 식힌 기름이 이용되기도 했다.

파레가 젊은 시절에 이룬 가장 큰 업적은 총상 환자를 치료하는 과정에서 상처 회복에 아주 좋은 방법을 알아낸 것이다. 외과의사를 겸한 이발사의 아들로 태어난 파레는 정규 의과대학이 아니라 지금도 파리에서 노트르담 대성당 근처에 가장 오래된 병원으로 남아 있는 프로뱅 오텔디외에서 몸으로 의학을 배웠다. 26세에 프랑스가 이탈리아로 쳐들어갈 때 군의관으로 입대한 그는 총상 환자 치료에 힘을 쏟았다. 그는 조반니 비고Giovanni de Vigo가 쓴 책을 참고로 펄펄 끓는 기름에 여러 가지 약과 벌꿀을 섞은 용액을 상처 부위에 쏟아 부었다.

환자는 많았고, 제조한 기름은 모두 소진되는 일이 발생했다. 그래도 상처는 보호해야 했으므로 테레빈유에 달걀흰자와 장미 기름 등을 혼합해 응고시킨 후 상처부위에 발랐다. 비고의 책에서 사용하라고 한 재료 중 일부는 제외하고 일부는 대체해 제조한 것이다. 다음 날 아침이 되자 놀랍게도 환자들의 상태가 크게 호전되었다. 밤새 고통을 느끼지 않은 채 잠을 잤으며, 상처부위도 회복될 기미가 보였다. 이들보다 앞서 끓는 기름으로 치료를 한 부상자들은 밤새 열이 많이 났고, 통증과 붓기가 더 심했다. 파레는 몰랐지만 달걀흰자에는 미생물의 증식을 억제하는 라이소자임이 들어 있었던 것이다.

파레가 쓴 총상 치료에 대한 논문은 프랑스어로 씌어졌으므로 당시에 국제어라 할 수 있는 라틴어보다는 파급효과가 적었다. 그래도 반 세기가 지난 지금 여전히 그가 '외과학의 아버지'로 불리게 된 가장 큰 업적이 되었다.

파레가 의학 발전에 남겨준 유산

파레는 《화승총과 총기로 인한 상처를 치료하는 법The method of curing wounds caused by arquebus and firearms》, 《머리 상처와 골절을 치료하는 법Treated a variety of head injuries and fractures》, 《수술에 관한 논문Treatise on Surgery》을 비롯해 여러 저서를 남겼다. 그가 외과학의 아버지라는 별명을 얻게 된 큰 이유 중 하나는 수술에서 다루는 작업을 다섯 가지로 분리한 것이다. ① 비정상적인 것 제거하기 ② 탈구된 것 복원하기 ③ 뭉친 것 분리하기 ④ 분리된 것 통합하기 ⑤ 자연적으로 잘못된 것을 바로잡기가 그것이다.

또 나름대로 질병분류법을 확립하기도 하고, 오늘날에도 이용되는 여러 가지 새로운 치료법을 개발하기도 했다. 예를 들면 상처 난 혈관에서 피가 흐르는 것을 막기 위해 혈관 윗부분을 묶는 것이다. 그러면 통증 없이 피를 멈추게 할 수 있으니 불로 지지는 것보다 훨씬 시술이 쉬웠다. 또 골절 치료에 도움이 될 수 있는 새로운 형태의 부목을 개발하기도 하는 등 평생 많은 기구를 직접 만들었다. 파레는 위에 발생한 돌의 특성을 시험하는 실험을 진행했다. 그때까지 돌은 해독제로 사용될 수 있었다고 믿었지만 파레는 아니라 믿었다. 고급 은수저를 훔치던 요리사가 들키는 바람에 교수형에 처해질 위기에 처하자 요리사는 독을 먹은 직후에 위석을 투여해 살아남으면 석방되는 실험에 임하기로 했다. 결과적으로 위석은 아무런 효과가 없었고 요리사는 사망하고 말았다. 이로써 위석은 해독효과를 가지지 못한다는 파레의 주장이 증명되었다.

파레는 또 부상당한 병사들에게서 절단된 사지에서 감각을 인식하는 환상통에 대한 기록을 남겼다 그는 환상통이 뇌의 문제라 생각했으니 시대를 앞서간 착상이라 할 수 있다. 파레가 전쟁터는 물론 궁전에서 군인들과 왕족을 치료했지만 정규 교육을 받은 (내과)의사들 중에는 파레를 무시하는 이들도 있었다.

그러나 파레가 평생 임상의사이자 의학자로 일하면서 후대에 많은 영향을 주었다는 것은 부인할 수 없는 사실이다. 외과의학이 의학의 한 분야에 들어오게 된 것은 파레의 영향이 컸다. 내

과에 비해 낮은 평가를 받던 외과를 동등한 수준으로 올려놓음
으로써 의학을 공부하고 의업에 종사하는 이들에게서 외과의학
도 같은 학문으로 인정받게 한 것이 그가 남긴 업적이다.

신석기 시대에도 뇌수술은 있었다

뇌와 신경에 대한 이해

고대인들이 뇌수술을 했다고?

476년, 로마에서 용병으로 불러들인 게르만족인들의 대장 오도아케르에 의해 서로마 황제 아우구스툴루스가 폐위되었다. 이것으로 서로마 제국은 역사에서 사라졌다. 지구상에 출현한 나라 중에서 신라와 더불어 약 1000년 역사를 자랑하는 긴 지속 기간의 로마가 사라진 것이다. 이 사건을 기준으로 고대와 중세를 구분하므로 세계사에서 고대란 476년까지를 가리킨다. 인류의 역사를 구석기시대, 신석기시대, 청동기시대, 철기시대로 구분했을 때 476년은 청동기시대에 해당하지만 돌멩이로 기구를 만들던 신석기 시대에도 돌로 만든 기구로 딱딱한 머리뼈(두개골)를 수술했다는 흔적이 있으니 놀랍지 않을 수가 없다.

뇌수술을 했다는 것은 뇌의 일부분을 잘라냈음을 의미한다. 왜 뇌의 일부를 잘라냈는지 정확한 이유는 알 수 없지만 아마도 심한 두통, 뇌전증, 정신이상 등으로 고생하는 사람들의 문제를 해결하기 위한 것으로 추정된다. 이렇게 구멍 뚫린 머리뼈 중에서 오래된 것은 기원전 1만 년 이전으로 거슬러 올라가기도 하니 역사가 참으로 오래되었음을 알 수 있다. 기원전 약 6500년의 것으로 추정되는 프랑스의 한 무덤에서 발견된 선사 시대 유골 120개 중 약 3분의 1이 머리뼈에 구멍이 뚫렸다고 한다. 잉카문명의 중심지 페루에는 구멍 뚫린 머리뼈가 1만 개 넘게 남아 있고, 아프리카, 유럽, 중국 등 서로 교류가 없었을 것으로 생각되는 곳에서도 비슷한 모양의 구멍 뚫린 머리뼈가 발견되었다.

우리나라에서도 단 한개이기는 하지만 구멍 뚫린 머리뼈가 발견되었다. 가야시대 고분에서 발견된 머리뼈에는 수술 흔적이 둥글게 남아 있는데 이러한 수술 흔적이 왜 남았는지, 그 시대에 얼마나 머리뼈 수술을 했는지는 아직 해결하지 못한 수수께끼다.

뇌수술의 유산

오늘날 수술을 하기 위해서는 통증을 줄이기 위해 마취를 시도한다. 알코올 섭취, 환각효과를 지닌 식물 복용, 얼려서 차갑게 하기 등으로 수술 시 통증을 줄이려 한 것을 마취법 발생 이전의 노력으로 볼 수 있다. 본격적으로 마취가 시작된 것은 1840년대에 에테르, 클로로포름 등이 발견되면서부터다. 또 수술 시 발생하는 2차감염은 목숨을 좌우할 만큼 심각한 경우가 많았다. 이를 해결할 수 있게 된 것은 1865년에 리스터가 석탄산을 이용해 수술실을 무균 처리하면서부터다.

마취도 못 하고, 2차감염의 위험도 도사린 상태에서 자르기도 어려울 정도로 딱딱한 머리뼈를 돌멩이를 갈아 만든 칼로 수술하기란 쉽지 않았을 것이다. 그런데 더 놀라운 것은 돌칼로 수술을 한 후 2차감염에 대한 예방조치도 제대로 받지 않은 사람들이 꽤 오랜 기간 동안 살아남았다는 사실이다. 고대에 뇌수술 후 오래 살아남았다고 확신할 수 있는 것은 수술로 뼈를 잘라낸 부위에서 새로운 뼈가 자라난 흔적이 발견되기 때문이다. 이를 가골(가짜 뼈)이라 하며, 가골이 자라나려면 꽤 시간이 걸리므로 머리뼈 수술을 받은 사람들 중 일부가 꽤 오래 생존했음을 알 수 있다.

뼈 모양을 보면 상처로 구멍이 생긴 것과 인위적으로 수술을 한 것을 쉽게 구별할 수 있다. 뼈는 아주 단단하므로 상처에 의한 구멍은 불규칙하게 생기지만 수술 흔적이라 판단하는 구멍은 무엇인가로 잘라낸 것처럼 둥글고 각이 진 모양이 뚜렷하기 때문이다. 비교적 원시문명을 간직하고 있던 아프리카 원시부족들 중에서 20세기에도 머리뼈 수술을 하곤 했다. 이미 카메라가 발견되었으므로 아프리카로 탐험을 하러 간 유럽인들이 머리뼈 수술 장면을 찍은 영상이 남아 있다.

신석기 시대 유골 중에는 머리뼈 지름의 반에 이를 만큼 큰 구멍도 있다. 내가 본 20세기 아프리카의 수술 영상 중에는 길쭉한 원 모양으로 크게 수술을 하는 경우에 긴 쪽 지름이 10센티미터를 넘기는 것도 있었다. 무균처리도 제대로 하지 않은 채 수술을 한 후 천으로 그 부위를 덮는 것으로 마무리함에도 불구하고 머리에 구멍이 뚫린 사람이 일상생활을 하는 영상은 충격적이라 하지 않을 수 없었다. 아프리카에서는 20세기 초까지 뇌수술이 행해졌지만 유럽과 아시아에서는 이미 오래전에 뇌수술 풍습이 사라졌다. 콜럼버스의 아메리카 대륙 발견 이후 아메리카에서도 유골에서만 흔적을 볼 수 있었고, 인디언들이 뇌수술을 하는 것은 발견되지 않았다.

뇌수술의 발전과 노벨 생리의학상 수상자

아메리카 지역의 유골을 조사해보면 초반에 비해 시간이 지날수록 생존율이 높아졌음을 알 수 있다. 이러한 결과는 알코올과 (오늘날 마약으로 구분하고 있는) 코카 잎 등을 이용해 통증을 줄일 수 있었고, 약초를 이용해 2차감염을 막으려는 시도 때문으로 추측된다.

고대 중국에서 후아 투오가 마취를 해 뇌수술을 수행했다는 기록이 있지만 상세한 내용은 알려져 있지 않다. 중세 서남아시아에서 10세기 말부터 새 밀레니엄이 시작되는 시기에 알자흐라위Al-Zahrawi, Albucasis는 다양한 뇌질환을 수술로 치료하려는 시도를 했고, 《의학전범The Canon of Medicine》을 편찬한 이븐 시나Avicenna, Ibn Sina는 머리뼈 골절과 수술 치료에 대한 내용을 책에 남겨 놓았다.

다른 학문 분야와 마찬가지로 뇌와 신경에 대한 지식도 발전 속도가 점점 빨라졌다. 1879년에 스코틀랜드의 윌리엄 메이스웬William Macewen은 신경학적 증상만으로 뇌에 생긴 종양의 위치를 추론해 최초로 뇌종양 수술에 성공했다. 영국에서 알렉산터 베네트Alexander Hughes Bennett는 메이스웬의 방법이 유용함으로 재확인했고, 릭먼 고들리Rickman Godlee는 메이스웬과 다른 방법으로 뇌종양 수술을 하는 등 여러 가지 방법으로 뇌수술 방법이 발전해갔다. 미국의 하비 쿠싱Harvey Cushing은 1909년에 말단비대증 환자의 뇌하수체에 발생한 선종을 성공적으로 제거했다. 이는 내분비 기능이 과다한 환자를 신경외과적 수술로 치료한 최초의 예다.

포르투갈 리스본대학교 의과대학 교수이던 에가스 모니스 Egas Moniz는 1924년에 X선에 의한 뇌혈관촬영법 연구를 시작해 2년 후 인체에 해가 없는 조영제인 요드나트륨을 동맥 내에 주입하는 데 성공했다. 이듬해에는 최초로 뇌혈관 조영 X선 사진을 촬영하면서 뇌에 생긴 혈관질환 진단법을 개발했고, 뇌의 특정 부위의 이상과 증상의 관계를 연구하는 등 이미 훌륭한 업적을 쌓아가고 있었다. 모니스는 환자들이 병적인 사고를 하는 것이 이마엽(전두엽) 내 신경세포 사이에 있는 연접부위의 이상 때문이라 생각했다. 그는 정신증psychosis 환자의 뇌를 수술로 절제하면 호전될 수 있을 것이라 판단해 1935년에 처음으로 뇌엽절제술을 시행했다. 이후 스무 건에 이르는 수술 결과를 묶어서 1936년에 책으로 발행하고, 이 방법을 정신외과psychosurgery라 했다.

좌뇌와 우뇌의 기능은 다르므로 뇌가 기능을 잘하기 위해서는 양뇌가 정보를 잘 주고받아야 한다. 그런데 이 중간 부위를 잘라 버리면 뇌 기능은 감퇴할 수밖에 없다. 모니스가 이런 방법을 고안한 것은 이 방법으로 정신과적 문제를 해결할 수 있을 거라 생각했기 때문이다. 사람의 몸에서 가장 중요한 부위인 뇌의 일부를 잘라버리는 것은 아주 위험할 뿐 아니라 팔에 병이 생겼다고 팔을 잘라버리는 것과도 같다고 할 수 있다. 따라서 뇌엽절제술은 정상생활이 어려운 환자들에게만 제한적으로 이용되는 것이 마땅했다.

그러나 실제로는 엉뚱한 행동을 일삼아서 남에게 피해를 주는 사람들의 나쁜 행동을 통제하기 위한 목적으로 이 수술이 이용되기도 하면서 반대 여론이 형성되기 시작했다. 실제로 일부 공산국가에서는 나라에 충성하지 않는 사람들(정치범과 사상범 등)을 통제하기 위해 이 수술을 하기도 했다. 이에 대한 반대도 많았으나 뇌에 생긴 정신과적 문제를 해결할 수 있는 적당한 방법은 없었다. 전쟁에 의한 외상 후 스트레스 증후군에의해 일상생활에 어려움을 겪는 환자들에게 뇌엽절제술이 유행하기 시작했다. 이 수술이 세계적으로 보편화하면서 모니스는 '정신중 치료 시 뇌엽절제술을 도입'한 업적을 인정받아 1949년 노벨 생리의학상 수상자로 선정되었다.

그 후에도 뇌엽절제술은 쓸모없는 일이라는 주장이 제기되기도 하고, 뇌의 일부를 잘라내어 뇌가 담당하는 고도의 기능을 못하게 하는 것이 윤리적으로 합당한 치료법인가에 대한 논란이 일어났다. 실제로 수술을 받은 환자는 원상태로 복구할 수 없는 뇌 손상이 가해져 성격이나 감정에 이상이 생기는 경우가 많았다. 그리하여 1970년대 이후에는 이 수술법이 거의 사용되지 않게 되었다.

뇌의 기능부위를 정확히 파악하여 치료하는
정위기능신경외과학의 등장

기능신경외과학은 각종 기능성 신경질환을 치료하기 위해 신경조직을 파괴하거나 약물 주입, 물리적 자극 등을 통해 신경계의 기능을 변환시킴으로써 치료 효과를 얻는 과정을 연구하는 신경외과의 한 분야다. 기능신경외과가 발전하기 위해서는 신경계의 기능에 대한 연구가 선행되어야 한다. 영상의학과 컴퓨터 기술의 발전은 3차원 영상을 통해 뇌의 이상부위를 찾아내고, 제 기능을 하는지 영상으로 확인이 가능해지면서 정위기능신경외과를 한층 발전시켰다. 이에 따라 감마나이프로 뇌의 깊은 부위를 자극해 이상을 바로잡는 첨단시술도 가능해졌다.

뇌의 기능이상을 치료하기 위해 뇌엽절제술을 시도한 모니스의 방법은 사라졌지만 정위기능신경외과학에서는 뇌의 일부분을 잘라내는 수술을 하기 때문에 어떻게 보면 모니스의 방법이 되살아났다고 할 수도 있다. 손으로 하기 어려운 정밀하고 미세한 수준의 수술을 로봇으로 할 수 있게 된 것도 신경외과 발전에 큰 역할을 하고 있다. 이 또한 주변 학문의 발전이 의학 발전에 공헌하는 예라고 할 수 있다.

우리 몸이 열 냥이라면 눈은 아홉 냥

질병뿐만 아니라 시력까지 되돌리는 시대

고대인들의 안과에 대한 관심과 수술에 대한 기록

"의사가 눈 수술을 하여 눈을 살려 내면 10세겔을 받는다."

기원전 2250년경에 제작된 함무라비 법전에 소개된 내용이다. 이를 토대로 눈 수술이 아주 오래전에도 행해졌음을 알 수 있다. 기원전 1550년경 만들어진 에베르스 파피루스Ebers Papyrus에도 백내장, 익상편, 안근마비 등 다양한 안과질환에 대한 내용이 포함되어 있다. 고대 이집트에서 신격화된 파라오의 왕권을 보호하는 상징이자 건강과 치유를 상징하는 부적의 하나였던 호루스의 눈(라의 눈이라고도 함)은 악의 신 세트Seth에 의해 찢어졌다가 나중에 지혜와 정의의 신 토트Thoth의 마법으로 복원되었다고 전해진다. 눈이 찢어지고 복원된다는 점에서 이미 눈과 안과에 대한 관심이 컸음을 유추할 수 있다.

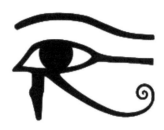

호루스의 눈

기원전 1400~기원전 900년 사이에 쓰인 것으로 추정되는《리그베다Rgveda》에는 실명을 성공적으로 치료하고 시력 회복을 한 내용이 기록되어 있다. 실제가 아닌 은유적 표현으로 생각되지만 여기서도 눈과 안과 질환에 대한 관심을 엿볼 수 있다. 기원전 6세기 의학자 알크마이온Alkmaion은 사람의 눈을 연구하고 기록을 남긴 최초의 학자다. 그는 눈 외부에 공막과 각막이 있고,

중심에는 액체가 들어 있는 동공이 있고, 앞쪽으로 경계를 이루는 내부층이 있다고 했다. 또 시각 매체로 여겨지는 특별한 액체가 관을 통해 눈에서 뇌로 흐른다고 설명했다.

《히포크라테스 전집》에는 눈이 두꺼운 외부층, 중간층, 가장 얇고 손상되기 쉬운 내부층 등 세 층으로 구성되어 있다고 기술되어 있다. 또 기원전 4세기 아리스토텔레스는 (오늘날 시신경이라 할 수 있는) 눈과 뇌막을 연결하는 관의 존재를 주장했다. 고대 로마에서는 트라코마라는 감염성 결막염을 외과적 수술로 제거했다. 또 다양한 조각품에 안과적 질환이 드러나 있다. 기원후 1~2세기에 켈수스는 의학 백과사전에 안과에 대한 내용도 기술해놓았으며, 로마 시대에 안과를 발전시킨 인물 중 한 명으로 여겨진다. 그는 시력에 가장 중요한 역할을 하는 것은 수정체이고, 백내장은 수정체와 홍채 사이의 불투명한 응결체라 생각했다.

의안의 발전

시력을 보장하지 못하는 인공 안구가 필요한 가장 큰 이유는 겉모습을 좋게 하기 위함이다. 오늘날 전 세계적으로 매년 1만

명이 넘는 사람들이 부상이나 질병으로 눈의 기능을 잃게 되고, 대부분 겉으로도 손상이 보일 정도다. 인공 눈은 눈을 잃은 사람의 외모를 개선할 수 있고, 이를 통해 자신감을 불어넣는 등 심미적 요인으로 활용할 수 있다.

인공 눈에 대한 가장 오래된 기록은 약 5000년 전으로 거슬러 올라간다. 이란 남동쪽 샤르에 수헤테 부근에 위치한 고대 도시에서 발견된 키 큰 여성의 유골에는 인공 눈이 이식되어 있었는데, 이 눈은 자연산 타르와 동물 지방을 혼합해 만든 반구형으로 표면은 얇은 금으로 덮여 있었다. 특유의 빛을 발한 눈을 가진 이 여성은 선지자 역할을 한 것으로 추정된다. 눈의 상태를 감안하면 제 수명을 다할 정도로 오래 살았을 것으로 보인다.

기원전 5세기 초에 이집트 성직자들은 안과 의사 역할을 했다. 이들은 전연성이 뛰어난 금을 이용해 모양을 좋게 하고, 빛이 나게 만들었으며, 색칠한 점토와 천을 이용해 눈 근육에 부착하는 방식으로 안구에 사용할 보철물을 제작했다. 15~16세기에 이탈리아 베네치아에서는 최초의 인공 눈이라 할 수 있는 얇은 껍질을 가진 의안을 개발했다. 안와 내에 안구를 심으면 겉모습이 좋기는 했지만 사용자는 불편하게 여겼으므로 그 후로 기술과 재료가 점점 발전하기 시작했다.

19세기 독일에서는 의안에 대안 연구가 한층 진보해 1884년에 손실된 부분을 회복하고 보철물이 움직일 수 있도록 유리구를 자연 안와에 이식하기 시작했다. 이 기술을 지닌 독일 기술자가 미국을 여행하면서 기술을 전해주자 미국에서 수백 번의 수술이 시도될 정도로 유행을 했다. 2차 세계대전까지는 독일에서 개발한 유리 재료가 많이 사용되었다. 1943년부터 독일과 미국이 전쟁을 벌이는 바람에 수출이 중단되자 미국에서는 플라스틱 인공 눈을 개발했다. 수요가 신제품 생산의 원동력이 된 것이다.

오늘날 대부분의 인공 눈은 플라스틱 아크릴로 제작한다. 이식된 인공 눈은 안와의 근육에 부착되어 손상되지 않은 눈과 유사하게 움직이므로 인공 눈인지 아닌지를 구별하기 어려울 정도다. 현재는 시신경이나 뇌의 시각 피질과 소통하는 첨단 마이크로 전자공학을 사용해 정상 시력을 회복할 수 있도록 망막에 부착하는 다양한 임플란트를 개발하는 연구가 진행 중이다.

긴 역사를 자랑하는 백내장 수술

백내장은 눈에서 빛을 모으는 역할을 하는 수정체가 흐려져

서 시력이 떨어지는 질병이다. 일단 백내장이 발생하면 수정체를 정상적인 상태로 돌리는 방법은 없으므로 혼탁이 생긴 수정체를 제거하고, 액체를 함유하지 않은 인공수정체를 삽입하는 수술을 통해 시력을 회복할 수 있다.

보이지 않는 눈을 볼 수 있게 해주는 백내장 수술은 놀랍게도 기원전 600~기원전 800년경 고대 인도에서 시도되었다. 의사로 활동한 수슈루타는 《수슈루타 상히타》에 백내장 수술 방법을 소개해놓았다. 그가 기술한 방법은 구부러진 바늘을 사용해 렌즈를 눈 속으로 밀어 넣는 것이었다. 흐릿해진 수정체 부위를 젖히거나 제거해 빛이 자유롭게 각막을 통할 수 있게 하는 것과 유사한 방법이다.

이런 시술을 시도하면 눈이 더 이상 초점을 제대로 맞출 수 없으므로 시력 향상에는 별 도움이 되지 않지만, 흐린 수정체가 거의 모든 빛을 차단하는 사람들에게는 도움이 될 수 있다. 눈은 붕대를 감기 전에 따뜻하고 투명한 버터로 적셨고, 수슈루타는 청결함을 유지하고, 사전 준비의 중요성을 강조했으니 시대를 앞서간 인물이라 할 수 있다. 이 수술법은 중국으로도 전해져 수나라와 당나라에서 널리 이용되었다.

유럽에서는 2세기에 영화 〈글래디에이터〉에도 등장하는 당대 최고의 로마 의사 갈레노스가 바늘 모양의 도구로 백내장이 발생한 수정체를 제거하는 수술을 했다고 전해진다. 비슷한 시기에 백내장 추출 방법에 사용된 것으로 보이는 청동 구강 흡인 기구도 발굴되었다. 백내장 수술은 이후에 아프리카에도 전해졌으며, 오늘날에도 아프리카 일부 지역에서 행해지고 있다.

중세에 이슬람권에서는 눈의 구조와 기능에 대한 연구가 활발했다. 10세기 페르시아 의사 이븐 자카리야 알 라지Muhammad ibn Zakariya al-Razi는 수술법에 대한 기록을 남겼으며, 이븐 알리 Ammar ibn Ali of Mosul는 1000년경에 백내장을 치료하기 위해 주사기와 흡입술을 사용했다. 이븐 알 나피스Ibn al-Nafis를 비롯해 여러 학자들이 안과에 대한 책을 남겼고, 안과의사에 대해서는 면허제도가 시행되기도 했다. 이 시기에 발전한 안과학은 유럽에 큰 영향을 미쳤다. 허쉬베르크Julius Hirschberg는 1905년 미국 의학협회에서 "중세 유럽이 암흑기를 보내는 동안 이슬람의학자들은 과달키비르(스페인)에서 나일강(이집트)과 옥수스(러시아)강에 이르기까지 안과학의 등불을 밝혔다"라는 연설을 했다.

특이한 점은 시간과 장소를 초월해 전 세계에서 독립적으로 발전하는 일반적인 의술과 다르게 백내장 수술이 한 곳에서 시작된 기술이 다른 곳으로 퍼져나간 걸로 추측된다는 점이다.

동양과 서양에서 오래전에 기술된 백내장 수술법에 대한 설명을 보면 아주 유사하다.

1707년 샤를 이베스Charles Saint Yves는 유럽에서 처음으로 백내장 추출을 시도했다. 1747년에 자크 다비엘Jacques Daviel은 이베스의 방법을 개선해 피막 외 백내장 추출을 보급하는 데 기여했다. 둘 중 누가 유럽 최초로 백내장 수술에 성공한 의사인가에 대해서는 서로 다른 평가가 있다. 다비엘은 각막을 절개하는 방법으로 치료율을 훨씬 향상시켰다. 이후로 백내장 수술법은 점점 더 발전해 오늘날에는 전 세계적으로 매년 약 3000만 건의 백내장 수술이 이루어지고 있다.

레이저를 이용한 시력교정술의 발전

에너지를 집약적으로 뿜어내는 광선인 레이저는 오늘날 다양한 용도로 사용되고 있는데, 의학에서도 암 치료와 눈 수술 등에 널리 이용된다. 1948년에 콜롬비아의 호세 바라케르Jose Barraquer는 미세각막절개술과 각막절개술을 개발함으로써 시력을 개선할 수 있게 했다. 1970~80년대에 러시아의 스뱌토슬라프 파이오도르프Svyatoslav Fyodorv는 방사상 각막절개술을 개발했고, 최초로 후방 이식형 콘택트렌즈를 사용했다. 1987년에 미국의 마르그리트 맥도널드Marguerite McDonald는 최초로 광굴절 각막절제술을 성공적으로 수행했고, 골람 페이먼Gholam Peyman은 레이저 현장 각막절삭술을 눈 수술에 이용했다. 그는 1989년에 각막 모양을 바꿀 수 있게 고안된 레이저에 대한 특허를 출원했다.

1998년에 미국 식품의약품안전처는 레이저를 이용해 라식(LASIK, Laser-assisted in situ keratomileusis, 레이저보조각막절삭가공성형술) 수술을 할 수 있도록 승인했다. 이후 레이저사이트 테크놀로지 회사Lasersight Technologies Inc.가 최초로 FDA 승인을 받은 제조업체가 되었다. 라식 관련된 연구에서 다른 연구자들과 함께 페이먼이 주도적 역할을 했다. 1990년에는 각막에 얇은 판을 만드는 데 미세각막절개술이 사용되었다. 라식 수술을 하기 위해서는 각막의 두께가 어느 정도 유지되어야 한다. 얇은 각막을 가진 이들에게 시력교정이 필요한 경우에는 광굴절각막절제술Photorefractive keratectomy, PRK을 실시한다. PRK 수술은 시력 이상이 생긴 사람의 시력을 교정할 수 있는 좋은 방법이며, 얇은 각막을 가진 이들에게도 적용 가능하다. 또 회복 시간이 짧아서 일상 복귀가 빠르고 효과가 장기적으로 유지된다는 장점이 있다.

레이저각막상피절삭가공성형술(라섹, LASEK, Laser epithelial keratomileusis)은 2000년대 이후 라식의 단점을 보완하기 위해 개발된 것으로, 각막 상피판을 제거하고 각막 실질은 표면을 깎아내는 방법이다. 수술 방법에도 점점 변화가 생겨 현재는 라섹과 PRK가 구별이 어려울 정도로 비슷해졌다.

관우가 술기운을 빌려
수술을 받은 까닭

마취제의 발달과 무통수술의 시작

통증을 줄이기 위한 오래된 방법

수술은 신석기 시대 때부터 행해졌다. 유대인들은 오래전부터 할례를 시도했고, 인도에서는 기원전에 이미 코 재건을 위한 성형술을 시행하고, 이에 대한 내용을 《수슈루타 상히타》와 같은 책에 기록해두었다. 여러 책 중에서 수술과 관련해 가장 유명한 것은 《수슈루타 상히타》로 2013년에 유네스코 세계기록유산으로 등재되었다.

수술은 사람의 몸에 칼을 대어 필요가 없거나 상한 부위를 잘라내는 방법이다. 몸 안쪽에 문제가 발생한 경우 거기까지 도달하기 위해 몸 안으로 통하는 구멍(입, 코 등)이나 몸 바깥쪽으로 노출된 피부를 절개하고 들어가야 한다. 통증을 느끼는 감각은 사람 몸 곳곳에 위치해 있으므로 수술을 하는 경우 보통은 환자가 통증을 느끼게 된다. 수술 이외에는 적절한 치료법이 없을 때 수술을 하게 되는데 '수술을 받느니 차라리 죽겠다'고 생각할 정도로 참을 수 없는 통증 때문에 대부분의 환자들은 수술에 선뜻 나서지 못했다. 낫는 것이 분명치도 않는 상황에서 당장 참기 어려운 통증을 감수하고 수술을 받는다는 것을 받아들이지 못했기 때문이다.

오래전부터 수술 시 통증을 줄이기 위해 사용한 방법으로는 수술받을 부위를 차갑게 하기, 알코올, 아편이 포함된 약물 등이 있다. 체온이 떨어져 사람의 몸이 차가워지면 감각기능이 제대로 발휘되지 않는다. 그러면 통각이 감퇴해 수술을 쉽게 받을 수 있지만 그 효과는 미미한 편이다. 인류와 역사를 함께 한 알코올도 수술을 쉽게 받기 위해 이용되었다. 술은 예로부터 분위기를 돋구기 위해 사용되었으며, 알코올이 흡수되면 취하게 된다. 취했다 정신을 차렸을 때 몸에 상처가 생긴 걸 보면서 지난밤에 생긴 상처를 발견하는 경우가 있지만 혈중 알코올 농도가 높은 상태에서 통증으로 고생하는 경우는 드물다. 이를 이용해 수술 시 환자들이 알코올을 섭취하곤 했다.

오늘날과 같이 효과적인 성분만 추출해 얻은 약이 없던 시절에 약초는 널리 이용되던 약이었다. 그중에서 통증 해결을 위해 사용한 것은 기원전 3세기경부터 이용된 양귀비다. 양씨 성을 가진 당나라 현종의 귀한 부인이라는 뜻의 양귀비는 식물 양귀비를 "기쁨의 식물"이라 했다고 전해지는 등 중국에서는 양귀비를 통증 해결을 위해 사용하곤 했다. 양귀비에는 아편 성분이 들어 있어서 한 번 사용하면 계속 사용하고 싶은 습관을 불러일으키므로 오늘날 마약으로 분류되어 있다.

최초의 전신마취제 아산화질소

1772년에 영국의 조지프 프리스틀리Joseph Priestley는 아산화질소N2O를 발견했다. 이 아산화질소가 인체에서 통증을 줄이는데 이용될 수 있을 거라는 생각을 처음 가진 이는 영국의 험프리 데이비Humphry Davy였다. 그는 소화불량과 두통으로 컨디션이 나빴던 어느 날 아산화질소 기체를 코에 대고 들이마신 순간 기분이 좋아지고, 통증을 잊게 되는 현상을 발견했다. 데이비는 이를 뽑을 때 아산화질소를 이용해 통증을 줄일 수 있었으며, 1799년에 아산화질소를 수술에 이용하면 도움이 될 거라는 글을 썼지만 이제 막 약관을 넘긴 그의 글은 타인들의 관심을 끌지 못했다.

기분이 좋아져 웃음을 짓게 된다는 뜻으로 웃음기체laughing gas, 笑氣라고도 한 아산화질소를 들이마시면 기분이 좋아진다는 사실이 알려지면서 파티에서 흥을 돋구기 위해 이를 사용하는 이들이 생겨났다. 데이비의 인연이 있었던 철학자이자 시인 사무엘 콜리지Samuel Taylor Coleridge, 다른 시인 로버트 사우디Robert Southey 등도 아산화질소를 즐겁게 사용한 이들이었다. 특히 콜러리지는 아산화질소가 형용할 수 없을 만큼 행복을 전해주는 물질이고, 전문 강사로 나서서 아산화질소에 대해 일반인들에게 적극적으로 소개를 하기도 했다. 그는 강연 중에 자신의 경험을 이야기한 후 청중들을 불러내어 냄새를 맡게 함으로써 꽤 오랜 동안 인기강사로 활동할 수 있었다.

미국에 아산화질소의 효과가 전해지자 치과의사 호러스 웰즈Horace Wells가 관심을 가졌다. 1844년에 우연히 참석한 모임에서 아산화질소를 들이마시는 것을 본 그는 사람들이 너무 기분이 좋아져 그냥 서 있는 것조차 어려워할 정도로 흐느적거리며 좋아하는 것을 목격했다. 어떤 이들은 부딪혀서 넘어지면서도 통증을 느끼기는커녕 즐거워하기만 했다. 웰즈는 조수와 함께 아산화질소를 흡입한 후 이를 뽑는 실험을 한 후 효과에 아주 만족했다. 그리하여 자신의 치과를 방문한 환자들을 대상으로 통증을 줄이기 위해 아산화질소를 사용하면서 큰 인기를 끌었다.

그는 한때 자신의 조수였다가 (우리나라에서 하버드대학교 협력병원으로 잘 알려져 있는) 메사추세츠 종합병원에서 일하고 있는 윌리엄 모턴William Thomas Green Morton에게 공개실험을 제안했다. 모턴은 외과의사인 존 워렌John Collins Waren의 허락을 받아 의과대학생들이 지켜보는 앞에서 공개 발치를 계획했다. 그러나 1845년 1월에 행해진 발치 도중에 환자는 비명을 질렀고, 모턴은 도망가 버렸다. 웰즈의 공개시연이 실패한 것은 아산화질소의 양이 너무 적었기 때문이다.

미국에서 외과의사로 활동하던 크로퍼드 롱Crawford Willamson Long은 수술 시 환자들이 고통으로 괴로워하는 모습을 보는 일이 힘들었다. 그러던 중 아산화질소의 효과를 전해 듣게 되어 웰즈보다 앞선 1842년에 목에 생긴 종양제거수술을 하면서 아산화질소를 사용했다. 환자는 통증을 느끼지 않아서 성공적으로 수술을 마쳤으나 더 이상 아산화질소 사용을 발전시키려는 노력을 하지 않았으므로 웰즈를 비롯한 미국 의료인들이 이 사실을 알지 못했다. 수술 결과도 마취법이 어느 정도 유행하기 시작한 1849년이 되어서야 발표함으로써 마취법 발전에 큰 역할을 하지 못했다.

냄새는 독하지만 널리 이용된 최초의 마취제 에테르

자신의 상관이었던 웰즈는 믿었지만 공개시연이 실패하면서 칩거하다시피 한 모턴은 다시 웰즈를 찾아가서 왜 실패했는지에 대한 설명을 들었다. 웰즈는 아산화질소에 대한 경험이 많이 있었으므로 자신의 경험을 이야기했고, 사용량이 문제였을 거라 이야기했다.

모턴은 이때부터 더 효과적인 마취제를 찾아야겠다는 생각을 했다. 그러던 중 선배 의사 찰스 잭슨Charles Thomas Jackson으로부터 에테르도 마취 효과를 지니고 있다는 이야기를 전해 들었다. 에테르는 일부 사람들이 아주 혐오할 정도로 특유의 냄새가 있어서 잭슨은 이를 사용할 생각을 하지 않았다. 모턴은 에테르를 이용해 이를 뺀 결과 아산화질소보다 진통 효과가 훨씬 좋음을 알 수 있었다. 그는 몇 번의 실험을 거쳐 신문기사로 이 사실을 알렸다. 학술지가 아닌 신문에 게재한 것은 이미 한 번 실패를 한 모턴이 학자들의 반론을 줄이고 자신의 발견을 빨리 세상에 알리고 싶어 했기 때문이다.

모턴은 외과의사 헨리 비글로Henry Jacob Bigelow에게 자산의 무통발치를 설명했다. 그의 이야기를 들은 비글로는 외과의사 워렌을 설득해 다시 한 번 공개시연 기회를 잡았다. 장소는 전과 같은 메사추세츠 종합병원이었고, 아산화질소 대신 에테르가 마취제로 사용되었다. 에테르 마취 후 워렌이 직접 목 주위 종양을 수술하는 공개 시연은 성공적이었다. 이 날짜가 1846년 10월 16일었으며, 이날을 에테르의 날Ether Day이라 한다. 비글로는 11월 3일에 넙다리뼈(대퇴골)를 절단하는 수술에서 에테르의 효과를 재검증할 수 있었다.

영국에 이 소식이 전해지자 인류 역사상 가장 수술을 잘한 의사 중 한 명으로 여겨지는 은퇴를 앞둔 로버트 리스턴Robert Liston이 에테르 마취 후 다리 절단 수술을 시행했고, 이것이 유럽 최초의 무통수술이다. 리스턴은 "앞으로 마취제가 수술을 쉽게 해줄 것"이라는 말을 남기고 은퇴를 했다.

클로로포름의 등장

리스턴의 에테르 사용 소식을 들은 영국 산부인과 의사 제임스 심슨James Young Simpson은 '수술 시 통증을 줄여줄 수 있으면 분만 시 통증도 줄여줄 수 있을 것'이라는 생각을 했다. 그리하여 분만 중인 산모의 코에 에테르를 갖다 대는 방법으로 분만을 더 쉽게 진행할 수 있었다.

아산화질소와 에테르의 효과를 알고 있던 그는 다른 마취제도 존재할 거라는 생각으로 수십 년 전에 유행했던 것처럼 기체를 코에 대고 들이켜보곤 했다. 1847년 11월 4일에 심슨은 친구, 조수와 함께 기체의 냄새를 맡던 중 16년 전에 발견된 클로로포름 냄새를 맡는 순간 기분이 몽롱해지는 경험을 했다. 참여한 사람들 모두가 기분이 좋아져 말과 행동이 많아지면서 밤이 깊어가도록 아주 즐거운 시간을 보냈다. 그때부터 수차례에 걸쳐 반복하면서 효과를 검증한 결과 에테르만큼 냄새가 강하지 않으면서도 효과는 아주 좋다는 사실을 확인할 수 있었다.

심슨은 무통분만을 위해 클로로포름을 사용해 좋은 효과를 얻었다. 또 어린이에게 클로로포름을 적신 손수건을 코 위에 덮어두고 팔을 절단한 결과 어린이가 통증을 거의 느끼지 않게 마무리할 수 있었다. 그 후로 클로로포름은 널리 사용되기 시작했다.

질병이 개인의 문제일 뿐 아니라 사회환경의 문제일 수 있음을 증명하면서 '공중보건학의 아버지'라 불리게 된 스노는 의과대학 졸업 후 주로 산부인과 의사로 일을 했다. 스노는 콜레라의

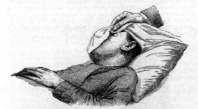

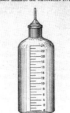

클로로포름을 투여받는 환자와
클로로포름이 담긴 병

원인을 발견하기 1년 전인 1853년에 여덟 번째 자녀인 레오폴드 왕자를 순산할 때 클로로포름을 사용한 바 있다. 그는 일정한 간격으로 여왕이 클로로포름 냄새를 맡게 함으로써 무통분만에 성공했다. 클로로포름의 효과에 만족한 빅토리아 여왕은 아홉 번째 자녀인 베아트리스 공주를 낳을 때에도 이를 사용함으로써 마취법을 이용한 무통분만이 유행하는 데 큰 공헌을 했다.

1840년대에 효과가 부족한 아산화질소, 효과는 좋으나 독한 냄새로 일부 사람들이 사용을 꺼려한 에테르에 이어 냄새와 효과가 모두 좋은 클로로포름이 발견됨으로써 수술 시 환자들에게 고통을 주던 통증을 해결할 수 있게 된 것이다.

손 씻는 의사들

수술 후 합병증을 해결한 무균처리법

세균의 발견

진화론에 따르면 약 46억 년 전에 지구가 생겨나고 약 35억 년 전보다 일찍 최초의 생물체가 탄생했다. 엄청난 세월이 흘러 수백만 년 전에 유인원이 등장했고, 현생인류가 등장한 것은 기껏해야 10만 년이었다. 그로부터 인류는 아주 미미한 속도로 발전해오는 듯했지만 현대에 가까워질수록 발전 속도가 엄청나게 빨라져 지금은 태양계 내에서 무인 또는 유인 로켓을 쏘아 올리고, 원자를 깨부술 수 있으며, 원자폭탄을 만들어 인류의 생존을 위협할 정도에 이르렀다.

의학의 역사에서 200년 전까지만 해도 작용기전과 약의 구조를 알고 사용한 약은 거의 없었다. 최초의 백신도 200여 년 전이 1796년에 발견되었고, 마취제는 1840년대에 발견되었다. 의학이 제대로 발전한 것이 불과 200년 정도밖에 되지 않았다는 이야기다. 1670년대에 네덜란드의 안톤 레이우엔훅Antoni van Leeuwenhoek이 현미경으로 세균을 최초로 본 것으로 추정되지만 그는 그냥 보이는 대로 그림을 남겼을 뿐이다.

1830년대에 식물과 동물이 세포로 구성되어 있음을 발견하는 등 19세기에 현미경을 이용한 발견이 크게 발전하면서 19세기 중반이 되자 뭔지는 모르지만 현미경으로 보지 않으면 보이지 않을 만큼 작은 생물체가 있음을 알게 되었다. 한 예로 이탈리아의 필리포 파치니Filippo Pacini는 1848년에 현미경으로 콜레라균을 관찰했다. 그 세균이 콜레라를 일으킨다는 사실을 알지는 못했으므로 '콜레라균 발견자라는 별명은 1883년에 콜레라 환자에게서 콜레라균을 발견한 독일의 코흐에게 돌아갔다.

1850년대에 프랑스의 파스퇴르는 포도에 효모가 들어가면 발효되어 맛있는 포도주를 생산할 수 있지만 세균이 들어가면 부패해 포도주가 썩는 현상을 발견했다. 또 백조목 모양의 플라스크를 이용한 실험에서 생물체가 자연발생하지 않음을 증명했다. 이와 같은 실험을 통해 눈에 보이지 않는 작은 생물체, 즉 미생물의 존재를 확인할 수 있었다. 코흐는 1876년에 탄저를 일으키는 세균을 발견함으로써 감염병이 세균에 의해 발생함을 처음 알아냈고, 1882년에는 결핵균, 1883년에는 콜레라균을 발견함으로써 '세균학의 아버지'라는 별명을 가지게 되었다.

무균법의 선구자들

상처가 생겼을 때 그냥 두면 더 큰 문제가 발생할 수 있음은 고대 때부터 알려져 있었다. 기원전 약 2150년경에 만들어진 수메르 점토판에는 맥주나 뜨거운 물을 이용해 상처를 씻고, 포도주 찌꺼기와 도마뱀 똥 등으로 만든 습포제(파스)를 사용하고, 상처에 붕대를 감는 방법 등을 사용했다. 기원전 400년 경 히포크라테스는 상처에서 고름을 제거해야 빨리 나을 수 있다고 주장했고, 2세기에 갈레노스도 상처 치유를 위해 나름대로의 처리법을 제시했다.

헝가리의 제멜바이스가 관찰과 통계를 통해 산모를 대할 때

손을 씻고 소독을 하면 출산 후에 발생하는 합병증인 산욕열을 줄일 수 있다고 했지만 그의 주장은 거의 받아들여지지 않았다. 그런데 제멜바이스가 산욕열에 대한 해결책을 처음 제시한 것은 아니었다. 스코틀랜드의 고든은 애버딘에서 1789년에서 1792년 사이에 단독丹毒과 산욕열이 발생하자 이를 해결하기 위해 유심히 조사를 했다. 그리하여 의사와 조산사 등 의료진이 질병을 퍼뜨린다고 결론 내렸다.

그는 "나 자신이 수많은 여성들에게 병을 옮기는 역할을 했다는 것이 불쾌하다"라는 말을 남겼다. 그의 연구 결과 산욕열은 피부에 발생하는 감염병인 단독과 관련성이 높았다. 즉 산욕열이 발생하면 단독 발생도 잘 일어나는 것이다. 그는 "환자의 의복과 침구는 불태우거나 완전히 소독해야 하고, 의료진들은 자신들의 옷과 의료기구를 훈증소독해야 한다"고 주장했다. 또 고든의 논문을 읽은 영국 해군 군의관 린드와 육군 군의관 프링글은 나름대로 위생 개선법을 도입해 감염병 예방에 공헌했다. 고든은 논문을 쓰면서 환자와 조산사의 잘못을 지적했으므로 제멜바이스처럼 두 집단은 물론 의사와 일반인들에게까지 비난을 받았다. 이것이 그의 업적이 세상에 널리 알려지지 않고 조용히 사라져 버린 이유다.

미국에서 무균처리법을 처음 주장한 시인

미국에서 산욕열 예방법을 주장한 올리버 홈즈Oliver Wendall Holmes는 1843년 〈산욕열의 전염성On the Contagiousness of Puerperal Fever〉이라는 논문을 발표했다. 그는 이 논문에서 산욕열은 산모에게 전파되는 감염성 질환이며, 이를 예방하기 위해서는 위생이 중요하다고 주장했다.

하버드대학교 법과대학과 의과대학을 졸업한 홈즈는 시인으로도 유명한 팔방미인이었다. 그는 산욕열에 대한 논문을 쓰면서 고든이 1795년에 남긴 논문을 인용해 그에게 공을 돌렸다. 참고로 제멜바이스는 이들의 논문을 인용하지 않았으며, 몰랐기 때문에 인용하지 않았는지 무시했는지는 확실치 않다. 오늘날 병원성 세균에 의한 감염을 방지하기 위한 무균처리법과 홈즈의 방법을 비교하면 아주 유사함을 알 수 있다. 그의 주장은 아래와 같다.

1. 의사는 산모나 중년의 여자 환자를 대하기에 앞서 산욕열과 같은 전염성 질환의 검사에 결코 참여해서는 안 된다(의사는 계속해서 환자들을 대해야 하니 의사를 통한 전파를 막기 위해서는 감염성 질환의 진단에 참여한 후 다른 환자의 진료에 임하지 말라는 이야기로 해석된다).

2. 의사가 부검에 참여하는 경우 철저히 손을 씻고 새 옷으로 갈아입어야 하며 부검 후에는 24시간 이상 지체한 후 진료에 임해야 한다. 단순한 복막염과 같은 질병을 대하는 경우에도 같은 방법으로 하는 것이 좋다.

3. 이와 같은 주의사항은 단독을 치료하는 경우에도 해당되며 의사가 이와 같은 환자와 산모를 계속해서 진료하는 것은 가장 부적절한 치료라고 생각해야 한다.

4. 진료 중 단 한 예라도 산욕열 환자를 대하게 된 경우 적어도 몇 주 동안에는 산모를 진료하지 말아야 한다. 그렇지 않으면 의사에 의해 산모가 산욕열 발생의 위험에 처하게 되므로 의사는 산모의 질병과 죽음의 위험을 줄이기 위해 주의를 기울여야 할 의무를 지닌다.

위와 같은 홈즈의 타당한 주장도 제멜바이스의 경험과 유사하게 다른 사람들의 반발에 직면했다. 홈즈는 더 이상 자신의 이론을 주장하지 않고, 의사, 의대 교수, 강연자, 수필가 등 다양한 삶은 영위하면서 인생을 보냈다.

수술 성공률을 크게 높이는 방법을 개발한 리스터

1840년대에 마취제가 발견되면서 수술이 한결 쉬워졌지만 수술로 생긴 상처가 곪은 후 더 큰 문제를 일으키는 것은 여전히 해결하기 어려운 문제였다. 제멜바이스와 파스퇴르의 연구 결과를 접한 영국의 외과 의사 리스터는 상처가 곪는 것이 미생물이 증식하기 때문이라 생각했다. 산욕열로 인해 사망에 이르는 것은 미생물이 자라서 패혈증에 이르기 때문일 것이었다. 지금 생각해보면 훌륭한 착상이었지만 리스터는 문제제기만 정확히 했을 뿐 해결책을 제시할 능력은 없었다. 그래서 수술 후 발생하는 2차감염을 예방하겠다는 생각을 더 발전시키지는 못했다.

어느 날 리스터는 흥미로운 소식을 들었다. 한 목장에서 가축이 갑자기 감염병으로 죽어가는 일이 발생하자 목장주가 하수로에 석탄산을 타서 흘려보냈는데 그 결과 가축의 감염병이 크게 줄었다는 것이다. 이 소식을 들은 리스터는 가축의 감염병은 물을 통해 전파되고, 석탄산은 멸균효과를 지닌다고 생각했다. 리스터는 1865년부터 수술에 임하는 환자들에게 석탄산을 이용해 상처의 감염을 예방하려는 시도를 했다. 첫 번째 환자는 수술 후 적절한 시기를 놓친 뒤에야 석탄산을 사용하는 바람에 2차감염이 발생하자마자 세상을 떠났다.

그러나 리스터는 연구와 실험을 계속하면서 더 좋은 사용법을 찾으려 노력했고, 12명의 환자에게 석탄산을 사용한 결과 2차감염이 생긴 12명의 환자 중 9명 회복, 1명은 다리 절단 후 생존, 2명은 사망하는 결과를 얻었다. 그는 이 결과를 1867년에 논문으로 발표했다. 그는 수술로 인해 생긴 상처에서 세균에 의한 2차감염을 예방하기 위해 석탄산에 적신 붕대를 감으면 된다고 주장했다. 그의 논문에 동의한 외국 의사들은 이 방법을 받아들이기도 했지만 영국에서는 큰 반대에 부딪혔다.

리스터는 제멜바이스와 다르게 남을 공격하는 대신 자신의 연구를 계속 진행해 점점 더 진보된 결과를 얻어갔다. 수술실에 석탄산을 분무해 수술실 전체를 소독하기, 수술 시 의사의 손과 모든 수술 기구를 소독하기, 상처와 접하는 모든 물체를 소독하기 등을 계속해서 시도하면서 좋은 결과를 얻은 것이다. 리스터의 연구 결과를 이용해본 다른 의료진들은 2차감염을 크게 줄일 수 있었다. 이로써 그의 주장이 차차 받아들여지게 되었다. 리스터는 이 방법을 방부법asepsis이라 이름 붙였다.

마취제가 수술법 발전에 1차혁명을 이루었다면 리스터의 무균처리는 2차혁명에 해당한다고 할 정도로 수술법 발전에 큰 공헌을 했다. 리스터에 의해 발견된 무균처리법이 널리 이용되기 시작하자 리스터는 고든과 제멜바이스 등 앞선 학자들의 연구가 있었기에 자신의 발견이 뒤따라왔다는 이야기를 함으로써 선구자들의 공헌을 인정했다. 이는 세상을 바꾸는 획기적인 아이디어가 받아들여지기 위해서는 과학적이고 객관적이면서 충분한 연구 결과가 뒷받침되어야 한다는 것을 보여준 예라 할 수 있다.

고칠 수 없다면 교체하라

현대의학의 최전선, 장기이식

수천 년 전부터 시작된 이식술

장기이식은 20세기 중반에야 가능해졌지만 성형수술에 대한 최초의 기록은 고대 이집트에서 볼 수 있다. 기원전 약 3000년경 피라미드를 세운 건축가이자 의사로 활동했다고 알려진 임호텝이 큰 상처를 입은 코 재건법을 파피루스에 기록해놓았고, 기원전 16세기에 쓰인 에버스 파피루스에는 조직을 이식하는 방법이 소개되어 있다. 인도에서는 오래전부터 코 재건술이 널리 행해졌으며, 기원전 6세기에 수슈루타가 쓴 《수슈루타 상히타》에는 피부를 떼어서 손상된 코에 이식해 모양을 좋게 하는 방법이 기술되어 있었다. 유럽에서는 15세기 중반에 독일의 폴스포인트가 팔 뒤쪽 피부를 코에 이식해 코를 만드는 방법을 기술했다. 피부이식을 통해 성형수술에 의한 재건을 용이하게 하는 방법이 오래전부터 사용된 것이다.

16세기 말 이탈리아의 외과의이자 재건수술의 선구자로 불리는 가스파레 타글리아코찌Gaspare Tagliacozzi는 인도 의사들처럼 환자의 팔에서 얻은 피부를 코에 이식했다. 그는 시간이 충분히 지나면 새로운 코가 원하는 모양으로 바뀌었다고 기록했으며, 얼굴 고정을 위한 수술용 기구를 직접 고안하기도 했다. 1869년 스위스의 자크루이 리베르댕Jacques-Louis Reverdin은 피부에 큰 손상이 생긴 경우 작은 피부조각 여러 개를 준비해 한 곳에 옮겨 붙이는 시술에 성공했다. 약 두 번의 밀레니엄이 지나는 동안 피부이식이 점점 넓은 부위에 적용되는 형태로 발전해간 것이다.

1874년에 독일의 카를 티에르쉬Carl Thiersch가 피부의 세 층 중 바깥쪽의 표피와 중간에 위치한 진피를 피부이식에 이용하는 논문을 발표했다. 피부의 가장 안쪽에 위치한 피하조직은 그대로 두고 표피와 진피를 떼어내는 경우 피부가 흉터 없이 재생할 수 있으므로 피부를 어느 층까지 떼어내는지가 미용상 아주 중요하다.

20세기 중반에 들어와 면역학이 발전하면서 공여자와 수혜자의 면역학적 유사성이 이식술의 성패에 아주 중요하다는 사실이 알려졌다. 면역이란 몸 밖에서 몸 안으로 침입한 물질을 인식해 맞서 싸우는 기능이며, 감염병을 일으키는 미생물 병원체가 침입한 경우에 방어하는 아주 유용한 기능이다. 하지만 이식을 통해 남의 것을 내가 활용하고자 할 때는 면역거부반응을 일으키기도 한다. 이 같은 면역학적 지식은 20세기 중반이 되어서야 조금씩 알려져 자신의 피부를 이용한 경우를 제외한 이식술은 그 후에야 서서히 발전하기 시작했다.

사람 장기 중 가장 먼저 이식수술이 시행된 것은 콩팥

사람의 장기는 각각 고유의 기능을 하므로 장기에 문제가 생기면 그 기능 수행에 문제가 생긴다. 현대의학은 많은 병을 치료하게 했지만 장기에 생긴 질병이 심각할 정도로 진행해 기능을 되살리기 어려운 경우에는 장기이식이 유일한 치료법이다. 이식을 이용해 죽어가는 환자의 생명을 구할 수 있게 된 것은 고마운 일이지만 장기이식에 사용 가능한 장기가 충분하지 않은 것이 문제다. 뇌사자가 많지 않고, 기증을 약속했다 하더라도 가족이 반대하는 경우는 이용이 어렵기 때문이다.

2차 세계대전에 군의관으로 참전한 미국의 조지프 머레이 Joseph Edward Murray는 일란성 쌍둥이끼리 피부를 이식하는 경우 면역거부반응이 일어나지 않는다는 사실을 발견했다. 그는 일란성 쌍둥이끼리 장기를 주고받으면 성공 가능할 것이라고 기대하며 개를 대상으로 콩팥 이식을 수행하면서 지식을 쌓아갔다. 그리고 1954년에 처음으로 건강한 일란성 쌍둥이로부터 콩팥을 떼어내어 병든 콩팥을 가진 일란성 쌍둥이에게 이식하는 데 성공했다. 처음으로 콩팥을 이식받은 환자는 7년간 생존했으므로 성공적이었다고 할 수 있다.

머레이는 1959년에 쌍둥이가 아닌 사람을 대상으로 한 콩팥 이식수술에 성공했고, 1962년에는 죽은 사람의 콩팥을 살아 있는 사람에게 이식하는 수술도 성공했다. 콩팥이 기능을 못하면 콩팥 대신 노폐물을 걸러주는 투석을 해야 한다. 투석은 보통 4시간씩 일주일에 3회 정도 시행하므로 일상생활 유지가 어려운 단점이 있으나 이식은 이러한 단점을 깔끔히 해결해주었다.

콩팥 이식 다음으로 개가를 올린 조혈모세포이식

콩팥은 개인이 두 개를 가지고 있고, 하나만 있더라도 기능에 별 문제가 없으므로 다른 사람에게 한 개를 떼어주는 것이 가능하다. 이것이 이식수술에서 콩팥이 가장 먼저 성공한 이유다. 피부이식은 자신의 것을 사용해 면역기능에 이상을 일으키지 않는다는 점 때문에 오래전부터 시행할 수 있었다.

과거에 골수이식이라는 용어를 많이 사용한 것은 뼛속으로 적혈구, 백혈구, 혈소판을 생산하는 골수를 이식했기 때문이다. 조혈모세포는 이 세 가지 세포를 모두 생산할 수 있는 세포를 가리킨다. 조혈모세포는 주로 골수에 존재하지만 말초혈관과 제대혈에도 들어 있으므로 골수이식보다 큰 포괄적인 용어다. 골수에 문제가 생기면 피에 들어 있는 세 가지 세포를 생산하지 못하거나 비정상적인 세포를 생산하게 된다. 대표적인 경우가 미성숙 백혈구를 많이 생산해 백혈구 수는 많지만 기능은 제대로 못하게 되는 백혈병이다.

최초의 조혈모세포 이식은 재생불량성 빈혈 환자를 대상으로 1939년에 이루어졌다. 이때는 좋은 효과를 보지 못했지만 1951년에 골수와 비장의 기능을 못하게 한 생쥐에서 골수세포를 이식해 피에 들어 있는 세 가지 세포를 생산하는 일이 가능함이 알려졌다. 그리고 1957년에 미국의 에드워드 토머스Edward Donnall Thomas는 백혈병 환자를 치료하기 위해 사람의 골수세포를 이식함으로써 콩팥이식에 성공한 머레이와 함께 1990년 노벨 생리의학상 수상자 영예를 안았다.

이식수술 발전의 원동력이 된 기술과 지식

현대의학은 공여할 장기만 있다면 이식을 통해 죽어가는 사람을 살릴 수 있는 가능성을 크게 향상시켜 주었다. 이와 같은 발전이 이루어진 것은 수술성공률을 좌우하는 다양한 의학적 지식이 알려졌기 때문이다. 1950년대에 콩팥이식이 성공할 수 있었던 것은 일란성 쌍둥이를 이용함으로써 면역거부반응을 피해갈 수 있었던 점과 더불어 혈관 봉합이 가능해진 것이 큰 역할을 했다.

혈관봉합술을 개발해 1912년 노벨 생리의학상 수상자로 선정된 프랑스의 알렉시 카렐Alexis Carrel은 이식수술법을 개발하기까지 다양한 실험을 했지만 좋은 성과를 거두지는 못했다. 그러나 장기를 이식한 후 혈관을 서로 연결해 혈관봉합이 가능하게 함으로써 이식한 장기가 산소와 영양소를 곧 공급받을 수 있었다. 이로써 장기의 생존을 가능하게 했다.

머레이가 콩팥이식 수술에 성공한 1954년은 면역학이 막 태동하려는 시기였다. 일란성 쌍둥이의 콩팥이식에 성공한 머레이는 면역이 이식에 아주 중요함을 깨달았다. 그리하여 면역거부반응을 줄일 수 있는 방법을 찾기 위해 노력했다. 1960년대가 되자 다양한 이식수술이 시도되고, 가능성을 보여주기는 했지만 성공률은 그리 높지 않았다. 1972년에 스위스 산도즈사는 이식수술 성공률을 획기적으로 높일 수 있는 약 사이클로스포린cyclosporin을 개발했다. 이 면역억제제는 장기 수혜자의 몸에서 외부로부터 온 장기에 대한 면역반응을 담당하는 세포가 분비하는 물질의 기능을 억제함으로써 거부반응을 막는 역할을 한다. 면역억제제가 이식수술 성패에 아주 중요하다는 사실이 알려진 후 의학자들은 더 좋은 약을 찾기 위해 노력했다. 그 결과 아자티오프린azathioprine, 스테로이드 제제, 타크롤리무스tacrolimus 등이 개발됨으로써 장기이식이 더욱 발전했다.

간이식 수술은 미국의 토머스 스타즐Thomas Earl Starzl이 1963년에 처음 성공했다. 첫 환자는 오래 살지 못했지만 1967년에는 1년간 생존하는 환자도 있었다. 1970년대에도 성공률이 높지는 않았으나 사이클로스포린의 등장은 간이식 성공률을 획기적으로 높였다. 간은 재생능력이 좋아서 뇌사자의 간을 둘로 나누어 2명에게 이식하거나 일부만 사용할 수도 있다. 또 1989년에 독일 의사 크리스토프 브로엘쉬Christoph Broelsch는 미국에서 생체 간을 이식하는 데 성공했다. 지금은 생체 공여자의 간 일부를 수혜자에게 이식하기도 하는 등 다양한 방법의 간이식법이 개발되어 인체에 하나뿐인 장기 중에서 간 이식이 널리 행해지는 편이다. 우리나라에서는 1969년에 콩팥이식, 1988년에 간이식이 성공적으로 이뤄졌고, 지금은 세계 수준의 다양한 장기이식 수술 능력을 보유하고 있다.

재생의학의 발전이 장기 부족을 해결할 수 있기를

오늘날에는 콩팥, 간, 폐, 심장, 췌장(이자) 등의 질병으로 죽어가는 사람들이 이식에 의해 생명을 되찾을 수 있게 되었다. 장기이식은 생명을 살릴 수 있는 의술이지만 필요로 하는 사람에 비해 사용 가능한 장기가 턱없이 모자라는 것이 문제다.

최근에 3차원 인쇄술3D printing로 구조와 기능이 단순한 뼈나

연골을 만드는 기술이 개발되어 의학에 이용되고 있다. 그러나 복잡한 구조와 기능을 가진 장기를 완전한 모습으로 만드는 것은 아직 미래를 예측하기 어려운 상황이다. 공여용 장기부족 해결을 위해 재생의학Regenerative Medicine이 기대를 모으고 있는 것은 다행한 일이다. 재생의학이란 사람의 몸에서 손상된 부분을 재생시키는 의학이다. 인체의 일부를 이식하는 기술이 발전하면서 사람의 몸에서 새로운 세포를 재생하고 성장할 수 있음이 알려졌으며, 다양한 세포로 분화할 수 있는 줄기세포가 세포, 조직, 장기의 재생에 필요한 재료가 된다. 조혈모세포 이식이 바로 세 가지 혈액세포로 분화할 수 있는 줄기세포를 이식하는 방법이다. 줄기세포는 세포는 물론 조직과 장기를 합성하기 위한 필수적인 재료다.

재생의학은 치료할 수 없는 인체부위를 새것으로 바꿔주거나 사람의 치유 능력을 활성화해 기능을 되살리고자 한다. 부족한 장기를 공급하는 역할을 할 수 있을 것으로 기대되며, 자신의 줄기세포로 재생능력을 발전시키면 면역거부 현상을 해결할 수 있는 것도 장점이다. 관절염, 황반변성 등 여러 질병에서 재생의학을 이용한 치료법은 아직 가능성만 보여주는 단계지만 미래에는 의학에서 중요한 역할을 할 수 있을 것으로 기대된다.

미국에 있는 환자를 한국에 있는
의사가 수술할 수 있을까

로봇을 이용한 원격수술

환자를 직접 만나지 않고 의사가 의료행위를 한다고?

세상이 발전하면 과거에 전혀 예상치 못한 일이 현실이 될 수 있다. 시험관 아기의 탄생은 생체 내에서만 가능하다고 생각했던 자손 번식이 생체 밖에서 실험적 방법으로 가능함을 보여주었다. 마취제의 발전은 당연히 받아들여야 하는 것으로 생각하던 수술 시 통증을 없애 주었고, 지금은 사람이나 동식물 유전자를 재조합해 유전형질이 변형된 음식이나 약을 만드는 것도 보편화했다.

유사 이래 수만 년 동안 의사가 환자를 만나지 않은 채 진단과 약 처방을 하는 것은 합당치 않다고 생각해왔으나 이제는 정보기술을 이용해 환자를 직접 만나지 않고 화면으로 보면서 진단과 처방을 하는 일까지 가능해졌다. 환자를 직접 만나지 않고 진료를 하는 원격진료는 이미 세계 여러 나라에서 실시되고 있다. 미국의 그로서리 중 하나인 CVS Consumer Value Store가 운영하는 CVS Health 중에는 2010년대 중반부터 매장 내 약국 주변에 전화박스 모양을 한 공간(부스)을 설치한 곳이 생겨났다. 이 공간에 들어 있는 컴퓨터를 이용해 건강과 질병에 대한 정보를 얻을 수 있을 뿐 아니라 원하면 컴퓨터 옆에 설치된 전화를 이용해 의사와 상담을 할 수도 있다.

미국에서는 이와 같은 원격진료가 현실에서 가능하기 시작했지만 우리나라에서 원격진료는 아직 일반화되지 않았다. 예외적으로 코로나19 유행 시와 의료대란이 일어난 현재와 같은 비상시의 상황에만 제한적으로 이용할 뿐이다. 일례로 내가 의과대학생이었을 때는 혈압을 재기 위해 청진기를 사용해야 했고, 혈압을 재는 것은 의사와 간호사에게 책임이 있는 일이었다. 그러나 지금은 손쉽게 스위치만 누르면 혈압을 잴 수 있는 기계를 곳곳에서 볼 수 있다. 이와 같이 기계의 발전은 의료계에 다양한 변화를 불러일으키고 있다.

원격수술의 시초라 할 수 있는 내시경 절제술

관 모양의 길쭉한 기구를 이용해 인체 내부를 들여다보는 기계를 내시경이라 하고 이를 이용하는 기술을 내시경술이라 한다. 내부를 들여다보기 위해 기계 끝부분에 아주 작은 카메라를 부착하고, 관은 휘어질 수 있도록 디자인한다. 관으로 인체 내부를 들여다보겠다는 아이디어를 처음 실천에 옮긴 이는 독일의 필립 보지니Philipp Bozzini였다. 그는 1806년에 관과 거울 등을 이용해 입과 직장을 관찰했으나 호기심 해결을 위해 과도한 조치를 취했다는 이유로 비엔나 의학회로부터 비판을 받았다.

1954년에 영국의 물리학자 해롤드 홉킨스Harold Horace Hopkins는 빛을 통과시킬 수 있는 섬유를 이용한 내시경을 개발했다. 그 이후 남아프리카공화국의 바질 허쉬호위츠Basil Isaac Hirschowitz와 래리 커티스Larry Curtiss는 내시경에서 빛을 활용하는 법과 화질 개선에 큰 기여를 했다. 의사이자 작가인 제임스 파누James Le Fanu는 광섬유를 이용한 홉킨스의 새로운 기구는 의사가 이전에는 미지의 영역이었던 곳으로 훨씬 더 멀리, 더 깊이 나아갈 수 있도록 의학의 패러다임을 변화시켰다고 평가했다.

입으로 내시경을 넣어서 식도를 통과해 위에 이르게 하자 그

동안 환자의 몸속을 보지 않고 진찰하던 의사가 전보다 적은 노력으로 더 정확한 진단을 할 수 있게 되었다. 영상으로 몸 내부를 직접 보고 관찰할 수 있게 되었기 때문이다.

오늘날에는 위 이외에 큰창자(대장)와 같은 소화기계통은 물론 기관을 포함하는 호흡기계통, 방광을 포함하는 요로계통, 여성의 자궁 등을 내시경으로 관찰할 수 있다 또 관절경, 복강경과 같이 구멍이 없는 곳도 피부에 작은 구멍을 낸 다음 기계를 삽입함으로써 전보다 훨씬 작은 상처만 내고 치료를 하는 일이 가능하다. 상처가 작아지다 보니 부작용 발생도 줄고, 환자의 회복 속도도 빨라져 일상으로 돌아가는 일이 한층 쉬워졌다.

현재는 전하 결합 장치가 부착된 아주 작은 디지털 카메라를 이용해 화면에 띄워 놓은 영상을 보면서 시술을 할 수 있다. 광섬유는 조직을 볼 수 있도록 빛을 보내고, 영상은 전기를 통해 전달된다. 또 캡슐 내시경을 이용해 선 없이 카메라가 촬영한 영상을 볼 수도 있다. 또 내시경 끝에 카메라 외에 절삭용 칼을 붙이거나, 혈관을 건드려 피가 나는 경우 빨리 지혈하기 위해 소작용 기구를 부착하기도 한다. 과거에 내과는 주로 약을 사용해 환자를 치료했지만 내시경이 발전하면서 내과에서 수술적 치료도 할 수 있게 되었다. 위내시경 검사를 하는 동안 위 벽에 뭔가 특이한 게 보이는 경우 조직검사나 치료를 위해 내시경 끝에 작은 칼이나 집게 같은 기구를 부착해 사용하는 것이 그 예라 할 수 있다. 위의 용종을 떼어내는 경우처럼 실제로 시행되는 이 방법은 과거에 칼을 사용한 외과 대신 내과의사들이 시행한다. 의사가 직접 칼로 잘라내는 수술법이 아니므로 거리는 짧지만 원격수술에 해당하기도 한다.

내과가 아닌 비뇨의학과에서도 전립샘비대증과 같이 고령자에게 호발하는 질병을 해결하기 위해 절삭용 기구를 이용해 전립샘으로 절제하는 등 의학의 발전은 과거의 정의나 이론에 계속 변화를 일으키고 있다.

현대의 수술법을 한층 진보하게 한 로봇 수술

사람이 해야 할 수술을 로봇이 더 잘 할 수 있을까? 현재 가장 많이 사용되는 다빈치 로봇은 2000년에 미국 식품의약품안전처의 승인을 받았고, 구조가 점점 개선되면서 성능이 점점 향상되어 왔다. 이러한 수술용 로봇이 가진 최대 장점은 사람은 할 수 없는 미세한 수술을 할 수 있다는 점입니다. 사람은 아무리 조심

한다 해도 아주 작은 차이를 수술을 맡은 손의 움직임으로 조절하기가 쉽지 않다. 자를 대고 칼로 1밀리미터를 자른다고 가정해보자. 아무리 정확히 자르려 해도 1밀리미터를 자르는 건 어려울 것이다. 게다가 종이도 아니고 3차원 모양을 하고 있는 사람의 몸에서 1밀리미터를 잘라낸다는 것은 거의 불가능에 가깝다.

로봇에는 아주 많은 종류가 있으며, 의료용 로봇은 정보기술을 이용해 사람이 할 수 없는 미세한 수술을 하기 위해 주로 사용된다. 사람보다 로봇이 잘 할 수 있는 수술은 사람의 손으로 하기 어려운 작고, 정밀한 수술 방법이다. 수술용 로봇은 컴퓨터에 연결되어 있고, 컴퓨터는 미세한 범위를 조정하는 일이 가능하기 때문이다. 그러므로 로봇 수술기를 이용하면 최소 침습 수술이 가능하다. 또 사람의 손은 두 개밖에 없지만 로봇에는 팔을 여러 개 부착할 수 있으므로 여러 부위를 동시에 처치하는 것도 가능하다. 사람 손으로는 미세한 부위를 작업하기 어렵고, 또 떨림이 있는 경우 조절이 더 어렵지만 로봇수술은 출혈과 통증을 줄이고 외과의사의 손 떨림을 방지하는 장점이 있다.

로봇수술의 가장 단점은 로봇이 실수를 해 혈관을 건드리는 경우 출혈이 발생했을 때 대처가 늦다는 점이다. 로봇은 의사가 컴퓨터를 이용해 설정해놓은 대로 움직일 뿐이므로 예상치 못한 상태에서 혈관에 생긴 손상에 의해 피가 흐르는 막을 방법은 입력되어 있지 않을 테니 얼른 로봇을 제거하고 의사가 직접 지혈과 같은 조치를 취해야 한다.

수술을 보조하는 최초의 로봇은 1984년에 캐나다에서 처음 개발되어 밴쿠버에 있는 브리티시컬럼비아대학교 병원에서 정형외과 수술에 사용되었다. 1년간 60회 이상 관절경 수술이 시행되었다. 이듬해에는 로봇을 이용해 뇌 생검을 위한 바늘의 방향을 잡는 데 성공했다. 1980년대 후반에는 크기가 작고, 정밀한 전립샘 수술용 로봇이 사용되기 시작했다. 또 1990년대에는 컴퓨터로 제어되는 수술용 로봇이 등장하면서 정확성과 정밀성이 더 향상되었다.

2000년에 미국의 마니 메농Mani Menon은 로봇의 도움을 받아 전립샘에 생긴 암 조직을 제거했다. 그 결과가 좋았으므로 그해에 미국 최초로 로봇을 이용한 전립샘제거술 센터가 설립되었다. 이와 같이 수술용 로봇의 가치가 커지면서 다빈치, 프로봇, 제우스 등 다양한 수술로봇이 개발되어 왔다.

정보기술을 이용한 기계가 최근에 급격히 발전하는 것과 마찬가지로 로봇을 이용한 수술 방법도 그 발전 속도가 아주 빨라졌다. 로봇에 장착된 기계는 외과 의사가 복부에 이산화탄소를 사용해 풍선처럼 부풀린 후 공간을 밝힐 수 있는 등 다양한 기술이 수술용 로봇에 장착되면서 수술 방법도 개선되어 급성 충수돌기염(막창자꼬리염) 발생 시 복강경을 이용한 충수돌기 제거, 심장 승모판 수선, 탈장(헤르니아) 제거술, 전립샘비대증 수술 등 다양한 목적으로 이용되고 있다.

의사와 환자가 멀리 떨어진 상태에서
진행되는 원격수술의 도입

2001년 9월 7일, 약 6300킬로미터의 공간적 거리를 둔 상태에서 대서양을 가로지르는 첫 수술이 미국 뉴욕과 프랑스 스트라스부르에서 수행되었다. 프랑스 의사 자크 마레스코Jacques Marescaux가 뉴욕에서 복강경으로 스트라스부르에 있는 69세 여성 환자의 담낭(쓸개)을 제거하는 수술을 진행한 것이다. 이를 린드버그 수술이라 한다. 마레스코의 손의 움직임은 스트라스부르에 있는 로봇 수술 기구에 전달되었고, 마레스코는 물론 참여하는 의료진은 모두 내시경 카메라가 전해주는 영상을 실시간으로 볼 수 있었다. 시간차는 불과 150밀리초msec에 불과했고,

이 차이는 수술 진행에 전혀 장애가 되지 않았다. 54분간 시도된 최초의 원격수술 결과는 성공적이었다.

2003년에는 캐나다 해밀턴에서 일하던 의사 메란 안바리Mehran Anvari가 로봇의 도움을 받아 약 400킬로미터 떨어진 노스베이에 있는 환자를 대상으로 원격수술을 시도했다. 안바리의 손, 팔목, 손가락의 움직임이 약 400킬로미터 떨어진 기계에 전달되어 환자를 치료하고자 했다. 이 결과도 성공적이었다.

원격수술에서는 시간차가 가장 중요하다. 수술에 영향을 주지 않을 정도의 시간차만 유지할 수 있다면 전쟁터에서도 멀리 떨어진 의사와 연결해 수술이 이루어질 수 있을 것이고, 손 떨림이 있는 의사도 편한 자세에서 로봇의 도움을 받아 수술할 수 있게 된다. 원격수술은 로봇 기술과 무선 네트워킹을 모두 활용해 지리적으로 멀리 떨어져 있는 환자와 외과 의사를 연결하는 수술 방법이다. 원격수술은 지리적 거리에 상관없이 시행 가능하고, 재정적 비용과 장거리 이동 등을 해결할 수 있으며, 기술적 정확성과 수술의 안전성을 향상시킬 수 있으므로 환자와 의사 모두에게 이익이 될 수 있다.

지리적 거리를 두고 로봇의 도움을 받아 진행하므로 로봇 수술의 장점을 그대로 살릴 수 있고, 인접한 건강한 조직에 발생할 수 있는 이차 손상을 줄일 수 있으므로 환자 회복이 빨라질 수 있다. 또 의사와 환자 사이의 감염질환 전파도 예방 가능하다. 그러나 원격수술은 환자 데이터와 이미지가 인터넷을 통해 전파되므로 개인 정보 보호에 문제가 생길 수 있고, 사이버 공격 예방과 인터넷 연결이 불안정할 경우 원격수술의 안전성에도 문제가 생길 수 있다. 그럼에도 최초의 실용적인 원격수술 시스템이 사용된 이후로 로봇 시스템은 점점 더 진화하고 있으며, 미래에 그 활용도는 더 높아질 것으로 예상된다.

DISEASE
VERSUS
MEDICINE

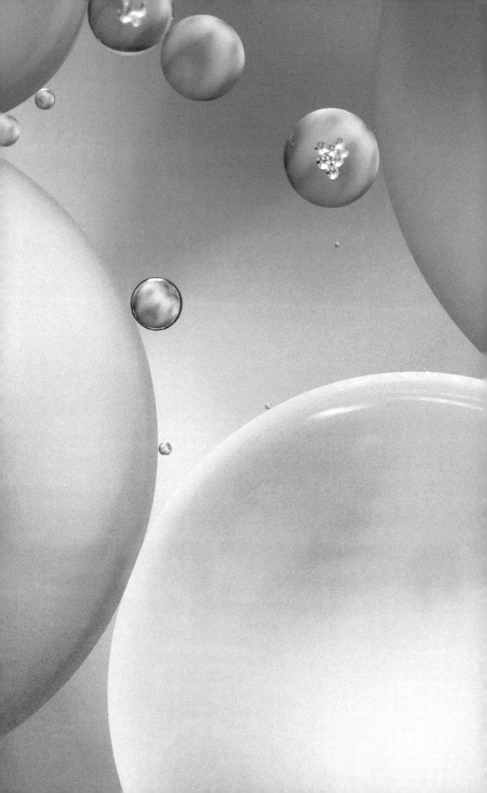

4부

인간은 질병을
정복할 것인가

DISEASE VERSUS MEDICINE

개인플레이에서 팀플레이로

공중보건학의 대두

약과 백신보다 감염병 해결에 더 큰 역할을 한 것은?

질병과의 전쟁에서 인류는 꽤 많은 성과를 얻어냈다. 20세기 초까지 인류에게 가장 문제가 되었던 병은 미생물 병원체에 의해 발생하는 감염병이었다. 하지만 예방용 백신과 치료용 항생제 등을 개발함으로써 수시로 대유행을 해 역사를 바꿀 만큼 위력을 발휘했던 감염병으로부터 인류는 해방될 수 있었다.

20세기의 감염병 관리, 질병통제예방센터(1999)의 그래프 참조.

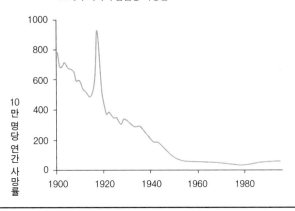

20세기 미국의 감염병 사망률

1900~99년 공중보건의 성과: 감염병 관리,
MMWR(Morbidity and Mortality Weekly Report)

그런데 미국 질병관리 및 통제센터에서 감염병 발생이 감소했다는 위와 같은 그래프가 제시되자 의학자들이 혼란에 빠졌다. 백신과 약이 개발되기 전부터 감염병에 의한 사망자 수가 꾸준히 줄어들었고, 백신과 약의 개발이 그다지 큰 역할을 하지 못한 것처럼 그래프가 그려졌기 때문이다. 그래프는 백신과 약의 역할이 미미함을 보여준다.

1918년에 독감이 유행해 이로 인해 사망한 사람이 크게 증가한 것을 예외로 하면 말이다. 백신과 약에 무관하게 감염병에 의한 피해가 감소한 가장 큰 이유는 무엇일까? 그래프를 보고 감염병으로 인한 사망자 수가 줄어든 것에 대한 이유를 찾아야 했던 학자들은 위생 개선과 풍부한 영양소 섭취에 의한 면역력 증가가 원인이라 주장했다. 들어 보면 그럴듯하지만 과학적으로 증명되지는 않았다. 학자들이 더 좋은 이유를 제시하지 못하므로 진리로 굳어진 것이다.

위생 상태가 나쁘면 미생물 병원체가 쉽게 증식되므로 감염병이 전파되기 쉽다. 그러나 과학적으로 증명되기 위해서는 위생 상태가 나쁜 곳에서 자라나는 미생물 병원체와 감염병으로 사망한 사람의 인과관계를 명확히 규명해야 한다.

위생운동의 선구자 채드윅

인류의 역사에서 경험적으로 위생의 중요성을 조금씩 깨닫기는 했지만 손을 씻는 것은 건강에 좋지 않다는 의견을 내세운 이들도 있었다. 위생이 감염병 전파와 관련이 있고, 건강에 아주 중요하다는 사실이 알려진 것은 19세기의 일이다.

1698년에 영국의 토머스 세이버리Thomas Savery는 증기를 이용한 양수펌프를 발명했다. 그러나 기술이 불완전해 사용하기가 쉽지 않았다. 그 후로도 토머스 뉴커먼Thomas Newcomen을 비롯해 여러 학자들이 에너지를 전환하는 방법을 연구했지만 사람의 힘 대신 에너지를 이용하는 획기적인 방법은 없었다. 1769년에 제임스 와트James Watt는 화력기관을 이용해 증기와 연료 소모를 줄이는 좋은 방법을 고안해 특허를 얻었다.

증기기관의 발명은 산업혁명을 일으켰으므로 인류의 생활방식을 완전히 바꿔놓았다. 열을 이용해 기계가 에너지를 만들고 사람 대신 일을 하기 때문이었다. 기계는 사람과 달리 지치지 않고 일을 계속할 수 있어 생산성이 크게 향상되었다. 일할 사람을 쉽게 구하려면 도시에 공장을 짓는 것이 유리했고, 도시 근처에 공장을 지으면 일자리를 찾으려는 사람들이 모여들었으므로 산업혁명은 도시화를 촉진시켰다. 많은 사람이 살 수 있는 주거환경이 마련되지 않은 도시로 사람들이 모여들자 농촌 인구가 줄기 시작했고, 도시의 환경은 점점 나빠졌다.

도시의 인구밀도가 높아지니 사람에서 사람으로 전파되는 감염병 유행이 전보다 쉬워졌다. 1840년대까지는 위생 문제에 가장 중요한 미생물의 존재를 모르고 있었다. 하지만 기원전 2세기에 로마에서 이탈리아어로 "나쁜 공기"를 가리키는 말라리아를 감염병의 이름으로 사용한 것에서 볼 수 있듯이 역사적으로 나쁜 공기와 나쁜 물이 감염병과 관련이 있다고 생각하는 이들이 꽤 있었다. 산업혁명의 발상지 영국에서는 동물과 식물이 부패할 때 발생하는 냄새가 공기를 오염시키고, 강으로 흘러가는 하수가 오염되면 나쁜 물이 만들어진다고 생각했다. 런던의 템즈강은 산업혁명으로 공장이 건설되면서 공장 폐수로 인해 오염되었는데 그곳에서 나는 악취가 감염병의 원인이라 생각하며 미아즈마설을 신봉하던 이들은 건강을 위해 위생적인 환경이 필요하다고 여겼다.

영국에서 위생운동의 선구자 역할을 한 이는 채드윅이었다. 1843년에 채드윅은 공중보건을 위협하는 요소를 제거하자는 위생운동을 전개했다. 그리하여 1848년에 공중보건법이 통과되었고, 영국의 위생상태는 점진적으로 개선되어 갔다.

공중보건학의 아버지 스노

　인도 벵갈지방의 풍토병인 콜레라가 유럽에 소개된 것은 1568년의 일이었다. 한 지역의 풍토병이었던 콜레라는 19세기에 수차례에 걸쳐 세계적으로 대유행을 했다. 유럽 대륙과 멀리 떨어진 영국에서는 1차 유행 때 별 피해를 입지 않았지만 2차 유행 때부터는 많은 환자가 발생했다. 1831년에 의과대학 진학 준비를 하면서 탄광에서 봉사를 하던 스노는 콜레라로 죽어가는 사람들을 지켜보며 콜레라를 해결해야겠다고 마음먹게 된다.

　콜레라가 오염된 음식이나 물을 통해 전파된다고 생각한 그는 1853년에 런던에서 또 콜레라가 유행하자 1854년 8월과 9월에 런던에서 콜레라로 사망한 사람들의 명단을 입수해 그들의 주소지를 지도에 표시했다. 스노가 콜레라로 사망한 사람들의 주소지를 지도에 표시하자 특이한 모양이 발견되었다. 사망자는 200미터가 약간 넘는 반지름을 가진 원 안에 대부분 모여 있었고, 그 원 중심에는 펌프가 있었다. 사망자 중에는 멀리 떨어진 곳에 사는 이도 있었지만 가정방문을 통해 사망자가 위 지도 안의 한 지역을 방문했음을 확인할 수 있었다.

　펌프의 물을 사용하지 못하도록 손잡이를 없애자 환자가 줄어들기 시작했다. 상수도 안에 콜레라의 원인이 되는 물질이 포함되어 있을 거라는 스노의 생각이 맞아떨어진 것이다. 이로써 콜레라를 예방할 수 있게 되었다. 질병에 대항하기 위해 개인이 아닌 대중을 대상으로 해야 한다는 생각이 공유되면서 공중보건학이라는 학문이 탄생했고, 스노는 '공중보건학의 아버지'라는 별명을 얻게 되었다.

1883년에 독일의 코흐는 콜레라의 원인이 되는 세균을 발견했고, 1892년에 파르퇴르연구소에서 일하고 있던 러시아 출신의 발데마르 하프킨Waldemar Haffkine은 콜레라 백신을 개발함으로써 콜레라를 예방하는 데 기여했다.

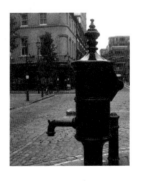

1854년 브로드 가의 콜레라 감염 원인이 된 펌프.
스노는 주민들을 설득해 펌프 손잡이를 떼어내 사람들이 펌프를 사용하지 못하도록 했다.
이로써 콜레라가 번지는 것을 막을 수 있었다.

영양소 섭취와 면역력

약과 백신이 발견되기 전부터 감염병에 의한 사망자 수를 떨어뜨린 이유로 위생개선과 함께 제시되고 있는 것은 면역력의 증가다. 흔히 '면역력이 좋다', '면역력이 강하다', '면역력이 떨어졌다'라는 표현을 하지만 면역력을 수치로 측정할 수 있는 방법은 존재하지 않는다. 면역력을 수치화할 수 있는 방법을 발견하기만 하면 아마도 노벨상 수상자 대열에 들어설 수 있을 것이다. 면역력을 측정조차 못한 상태에서 '과거보다 사람들의 면역력이 좋아졌다'고 해도 다른 학자들로부터 비판을 받지 않는 것은 과학적 증거를 제시하기는 어렵지만 개연성이 크기 때문이다.

사람의 영양소 중에서 생명을 유지하기 위해 가장 다양한 기능을 하는 것은 단백질이다. 3대 영양소 중 탄수화물과 지질은 주로 에너지원으로 사용되고, 인체에서 일어나는 수많은 생명현상에 직접 관여라는 경우는 많지 않다. 그러나 단백질은 대부분의 생명현상에 관여를 한다. DNA가 가지고 있는 유전정보는 단백질을 합성하기 위한 유전정보를 가리킨다. 화학물질인 DNA는 약 30억 쌍의 뉴클레오티드가 23쌍의 염색체를 이루는 모양으로 핵 속에 들어 있다.

보통 수십 개에서 수천 개의 DNA가 모여서 이루어지는 유전자는 사람의 경우 23쌍의 염색체 안에 약 2만2000개가 들어 있다. 각각의 유전자는 한 개 또는 그 이상의 단백질을 합성할 수 있는 정보를 가지고 있다. 면역을 담당하는 물질 중 가장 중요한 항체도 단백질의 일종이며, 유전자의 정보를 이용해 인체에서 합성된다.

유전자는 부모로부터 물려받아 핵 속에 간직하고 있지만 이 정보를 이용해 항체를 비롯한 단백질을 합성하기 위해서는 단백질 합성 시 재료로 사용될 수 있는 아미노산이 필요하다. 따라서 체내에 아미노산을 충분히 함유하지 않으면 유전자가 항체를 합성하라는 정보를 전해준다 하더라도 항체를 합성할 수가 없다.

감염병이 계속 감소되어온 이유를 설명하기 위해 면역력이 증가했다고 하는 것은 사람들의 단백질 섭취량이 점점 증가되어왔다는 점에서 간접적으로 설명이 가능하다. 인체로 침입한 미생물 병원체를 항원으로 인식해 항체를 합성한다면 항체가 항원에 대항하는 면역력으로 감염병을 해결할 수 있는 것이다.

항체를 포함해 인체에서 필요로 하는 단백질 합성의 재료가 되는 아미노산은 대부분 음식으로 섭취한 단백질이 소화되어 흡수된 것이다. 아주 소량은 단백질을 섭취하지 않더라도 탄수화물이나 지질로부터 합성될 수 있다. 과거에 비해 사람들의 육류 섭취량이 증가했으므로 인체에 공급되는 단백질량이 많아졌고, 이에 따라 소화된 단백질에서 유리되는 아미노산이 전보다 많이 들어 있으므로 항체 생산이 용이해져서 면역력이 증가했다고 할 수 있는 것이다. 항체 외에도 면역기능에 관여하는 단백질의 종류는 많으므로 단백질 섭취가 늘어나면 면역력이 강해진다는 말에는 일리가 있다.

건강을 유지하기 위해서는 규칙적인 생활습관을 지키는 것이 바람직하다. 적어도 일주일에 3회 이상 숨이 찰 정도로 운동을 하고, 음식은 3대 영양소 외에 무기염류와 비타민까지 골고루 공급될 수 있도록 적정량을 섭취하는 것이 좋다. 평소에 건강을 유지하는 것은 면역력을 발휘하는 데에도 도움이 된다. 의학의 역할이 병을 치료하는 것을 넘어 건강 전반을 관리하는 것으로 발전하고 있는 시대, 미래 의학이 집중해야 할 과제 중 하나는 면역력을 통한 예방이 될 것이다.

초등학생도 아는
'잘 먹고 잘 자고 스트레스 피하세요'

생활습관의학

피마 인디언의 사례

미국 애리조나주 그랜드캐니언에서 사진을 찍으면 가장 잘 나오는 위치인 피마포인트Pima Point 명칭은 그 지역에 살고 있는 인디언 부족 피마의 이름에서 유래했다. 피닉스대학교 연구팀은 1979년에 피마 인디언의 당뇨병 유병률이 다른 어떤 인구 집단보다 높다는 논문을 발표했다. 미국 미네소타주 로체스터와 비교하면 19배나 높을 정도였다. 그 이유가 무엇일까?

아메리카 대륙의 인디언들은 조상들이 유라시아 대륙에서 베링해를 거쳐 넘어왔다. 춥고 음식이 부족한 상태에서 목적지도 확실치 않은 채 베링해를 넘어오는 것은 목숨을 건 여정이었다. 음식이 부족한 상태에서 음식을 섭취할 기회가 생기면 저장해놓아야만 가혹한 환경 조건을 이겨낼 수 있었다.

피닉스대학교 연구팀은 피마 인디언들이 비만, 인슐린 저항성, 인슐린 분비 기능 장애, 내인성 포도당 생성 속도 증가와 같은 당뇨병의 임상적 특징 대부분을 가지고 있음을 발견했다. 1940년대까지 산악 지역에 살며 전통적인 생활방식을 유지한 피마 인디언들에게는 비만과 당뇨병이 매우 드물었다. 그러나 1960년대에 당뇨병과 비만의 유병률을 조사하던 의학자들은 피마 인디언들의 생활습관이 바뀌어가고 있음을 발견했다.

피마 인디언은 700~1000년 전에 애리조나와 멕시코의 인디언으로 나뉘었다. 1980년대 이후 멕시코의 피마 인디언을 조사한 결과 그들의 당뇨병 유병률은 아주 낮았다. 같은 유전형질을 가졌으나 당뇨병 유병률에 차이가 있던 이유는 두 부족의 생활방식 차이 때문으로 추정되었다.

애리조나 피마 인디언들은 패스트푸드를 섭취하고 일상에서 하는 운동량이 줄어드는 등 서구식 생활습관으로 바뀌어갔다. 반면 멕시코 피마 인디언들은 멀리 떨어진 농장까지 오랫동안 걸어가고 매일 여러 시간 일하는 전통적인 농업 방식을 실천하고 있었다. 두 집단이 제2형 당뇨병을 유발할 수 있는 유전자를 공통적으로 가지고 있지만 생활습관의 차이가 비만과 당뇨병 발병에 차이를 가져온 것이다. 그러나 멕시코 피마 인디언의 생활방식이 애리조나의 피마 인디언들과 유사해지면서 멕시코 피마 인디언의 비만과 당뇨병 유병률은 증가하기 시작했다.

생활습관의학(라이프스타일 의학)의 대두

유사 이래 20세기 전반까지 인류는 식량부족에 직면해 있었다. 옛말에 보릿고개란 봄철에 보리가 익을 때까지 벼에 의존하는 식량이 부족한 상황을 의미한다. 이렇게 매년 식량부족에 마주치다 보니 인류는 영양소를 축적할 수 있는 능력을 발전시켜 와야만 했다. 그런데 20세기 후반에 (지구상의 모든 나라가 그런 것은 아니지만) 패스트푸드가 일반화하는 것과 함께 음식이 충분히 공급되면서 문제가 생기기 시작했다. 2차 세계대전이 끝난 후 식량 공급은 점점 더 풍부해졌고, 선진국에서는 몸에 단백질을 공급하기 위해 야생동물을 따라잡기 위해 뛰어다니는 대신 자가용을 사용하고 사무실에서 일을 하게 되면서 에너지를 소모하는 운동은 감소되었다. 에너지원을 얻기 위한 인체의 저장 능력이 새로운 생활습관병을 유발하기 시작한 것이다.

20세기 중반 이후 미생물 감염에 의한 급성질환이 줄어들면서 만성질환이 증가하기 시작했다. 만성질환의 특징은 사람들의 생활방식과 연관되어 있다는 점이다. 이로 인해 '생활습관의학'이라는 용어가 탄생하게 되었다. 한국어로 생활습관의학이라 번역하는 영어 라이프스타일 의학lifestyle medicine이라는 용어는 1989년에 처음 사용되었다. 이 분야의 선구자라 할 수 있는 제임스 리페James M. Rippe는 생활습관의학이 만성 질환의 위험을 줄이고, 이미 질병이 존재하는 경우 치료에 도움을 줄 수 있도록 생활방식에 대한 과학적 근거로 모아 의사가 질병을 치료하고, 건강증진을 추구하는 것이라 했다.

미국 생활습관의학회American College of Lifestyle Medicine는 생활습관의학이 질병의 치료 및 관리를 위해 생활습관(식이요법(영양), 운동, 스트레스 관리, 금연 등)을 이용해 중재를 하는 학문이라 정의한다. 생활습관의학을 강조하는 여러 단체와 개인들이 공통적으로 하는 이야기는 생활습관이 질병의 치료와 재활, 예방에 있어서 중요한 역할을 한다는 점이다.

건강을 지키기 위한 생활습관의학의 중요성

약 2400년 전, 히포크라테스는 "건강을 유지하려면 음식을 너무 많이 먹지 않고 너무 많은 수고를 피해야 한다"고 했다. 중국과 그리스 철학자들이 '중용'과 '적당히'를 강조한 것은 개인의 건강 유지에도 중요하다. 현대에 생활습관병이 증가하는 것은 사용량보다 과도한 에너지 공급과 관련이 있다. 자동화로 인한 신체활동 제한, 자동차 출퇴근, 사무업무 일반화 등 실내활동 증가와 칼로리 높은 음식섭취 증가가 원인이다. 이러한 생활방식의 변화로 인해 생활습관병이 증가하는 것이다.

폐암이 흡연에 의해 발생한다는 논문이 처음 발표되었을 때는 많은 사람이 놀랐지만 거의 반세기가 지난 지금은 흡연이 여러 종류 암 발생의 가장 중요한 위험 요소 중 하나라는 것을 상식으로 알고 있다. 의사들은 생활습관을 질병 해결에 도움되는 한 가지 요소라는 수준에서 벗어나 치료와 재활을 위해 반드시 필요한 요소라 판단하기 시작했다. 과거에는 환자가 건강을 회복하려면 의사의 지시에 따라야 했다. 그러나 만성질환은 의사의 지시를 따르는 것과 함께 환자 스스로 자기관리를 하면서 건강을 지키기 위해 노력하는 것이 중요하다.

- 담배를 피우지 마십시오.
- 지방을 너무 많이 섭취하지 마십시오(또는 음식 섭취를 줄이십시오).
- 술을 너무 많이 마시지 마십시오(또는 마시지 마십시오).
- (불안이나 우울 방지를 위해) 스트레스를 줄이십시오.
- (어떤 종류든) 약물 복용을 꼭 필요한 경우에만 하십시오.
- 규칙적인 신체 활동을 하고, 특히 스트레칭과 근력 운동을 하십시오.
- 충분히 잘 자고, 충분히 휴식을 취하십시오.
- 자외선 차단제를 바르고, 보습제를 사용하십시오.

건강을 유지하기 위해서는 위와 같이 일상적인 생활습관을 개선해야 한다. 이를 한 번에 개선하기는 어려우니 지금부터 하나만이라도 당장 실천하는 것이 중요하다.

생활습관의학의 발전과 미래

지금은 흔히 들을 수 있는 용어인 생활습관의학은 1989년에 처음 사용되었다. 미국과 호주에서 먼저 발전하기 시작한 생활습관의학은 우리나라를 비롯해 많은 나라에 별도 학회가 구성될 정도로 발전했다. 매스컴을 통해 생활습관과 건강에 대한 기사를 접하는 것은 흔한 일이 되었고, 이는 생활습관의학이 전 세계적으로 대중화되고 있음을 보여준다.

현재 만성질환은 전 세계적으로 사망의 주요 원인으로 꼽힌다. 영양, 흡연, 음주, 스트레스, 신체 활동 부족과 같은 생활습관 요인이 이러한 질병의 발병에 중요한 역할을 하는 것이다. 흔히 생활습관병이라 하면 심혈관질환, 대사증후군, 비만, 제2형 당뇨병, 일부 암 등 주로 대사성 질환을 말한다.

생활습관의학은 생활습관병의 예방, 치료, 재활을 돕고 공중보건을 개선해줄 수 있으리라는 기대를 받고 있다. 생활방식은 진료소 밖에서 실천되므로 생활방식 중재는 외래 환자를 대상으로 실시되어야 한다. 생활습관의학의 목적을 달성하기 위해서는 임상의가 다른 분야의 전문가들과 협력해야 한다. 이를 위해 임상의는 사람들의 생활방식에 개입해야 한다.

생활습관의학이 주요 이슈로 대두되면서 약물과의 관계도 달라졌다. 의사는 일반적으로 알려진 복용량에 따라 약물을 처방하는데 생활방식을 고려해 맞춤형 감량액을 고려하는 것도 필요하다. 생활습관 조절을 통해 의료문제를 해결하기 위해서는 지속적인 교육과 정보제공이 필요하다.

생활습관의학의 중요성을 사람들에게 납득시키는 데 있어서 가장 큰 문제는 환자들이 생활방식을 바꾸도록 동기를 부여하는 것이 어렵다는 점이다. 한 연구에서 보건 교육자의 후속 조치와 의사의 체계적인 상담을 받은 환자들의 주간 걷기 운동량이 표준 치료만 받은 대조군에 비해 증가한 것으로 나타났고, 다른 연구에서는 당뇨병 환자의 11퍼센트만 지시된 식이요법을 따른다고 보고됐다.

생활방식 변화에 대한 이러한 저항을 극복하기 위해 임상의는 환자를 격려하는 데 더욱 적극적이어야 한다. 선행연구에 따르면 생활습관 조절 프로그램에 대한 자신감과 지식 함양의 필요성과 더불어 생활습관 의학 교육 프로그램도 필요하다고 한다. 결론적으로 현대인의 웰니스를 위해 중요한 것은 바람직하지 않은 행동을 바꾸고 건강한 생활방식을 유지하는 것이다.

건강한 생활습관은 건강증진뿐만 아니라 질병의 예방, 치료,

재활의 기초라 할 수 있다. 환자와 국민 모두가 건강한 생활을 영위할 수 있도록 충분한 지식을 갖춘 의료진이 지역사회 프로그램에 참여해 생활습관의학을 교육하는 것이 필요하다.

오늘날은 과거와 달리 문명과 기술의 발전으로 생활방식이 많이 바뀌었다. 이러한 생활습관의 변화는 질병 패턴이 달라지는 것과 밀접한 관련이 있다. 지금까지는 질병을 진단하고 치료하는 것이 의사의 주요 역할이었으나 최근 주목받고 있는 감속노화와 같이 앞으로는 생활습관을 중심으로 질병을 예방하고 해결하는 방법을 제시하는 비중이 더 늘어날 것이다. 따라서 오늘날의 건강문제를 해결하기 위해서는 일반인은 물론 미래의 의사들까지 생활방식에 대한 지속적인 관심과 대중적인 정보공유 등이 중요하리라 보인다.

가장 확실하다고 믿는 것을 의심하라

의학 발달을 가로막는 고정관념

진일보를 위해 고정관념에서 벗어나기

미래 의학이 한 단계 발전하려면 무엇이 필요할까. 역사에서 배운다는 말처럼, 과거의 사건을 통해 우리는 발전의 실마리를 얻을 수 있다. 역사를 비롯해 의학 발전에서도 고정관념 때문에 발전이 늦어진 경우가 있는데 헬리코박터균의 발견이 그렇다. 약 40년 전 발견되어 지금은 위궤양과 위암의 원인으로 잘 알려진 헬리코박터균은 세균학이 막 시작되던 1870~80년대에 이미 발견될 기회가 있었으나 한 세기가 지나서야 그 존재가 알려지게 되었다. 그 이유는 '강한 산성인 위 속에서는 세균이 살 수 없다'는 고정관념이 의학자들의 사고를 지배했기 때문이다.

위에서 생존 가능한 세균 발견의 역사

19세기 초까지 위에서 소화가 일어나는 과정을 연구하는 학자들은 구토에 의해 식도를 타고 입으로 올라온 위액에 음식을 빠뜨려 어떻게 변하는지를 관찰하곤 했다. 소화는 생체 내에서 일어나는 반응인데 위액을 생체 밖인 공기 중에 노출시켜 놓고 연구를 진행하니 약간의 지식을 얻을 수는 있겠지만 소화에 대한 올바른 지식을 얻기 어려웠다.

그러나 그 과정에서 위액이 강한 산성을 띠고 있으며, 입을 통해 들어오는 세균의 침투를 방어하는 역할을 하고 있음도 알게 되었다. 몸에 해로운 세균이 위액에 의해 완전히 사멸되지 않고, 작은창자로 넘어오면 식중독 증상을 일으키게 된다. 위액이 강한 산성을 띠고 있는 것은 위의 꿈틀운동과 함께 입으로 들어온 음식을 물리적으로 파괴하기 위해서다. 그러면 음식에 들어 있는 영양소가 작은창자에서 흡수할 수 있도록 작은 크기로 바뀌게 된다. 또 입으로 들어온 병균을 퇴치하기 위해서도 강산성인 위액이 중요한 역할을 한다.

1875년에 독일의 가브리엘레 보트케Gabriele Bottcher와 프랑스의 레튈레Maurice Letulle는 위에 발생한 궤양의 점막부위에서 세균집락을 발견하고, 그 세균이 궤양의 원인이 될 것이라 주장했지만 더 이상의 증거를 찾지는 못했다. 또 1881년에 독일의 에드윈 클렙스Edwin Klebs도 위에서 살고 있는 막대모양의 세균을 발견했다고 주장했다.

1889년에 폴란드의 발레리 야보로스키Walery Jaworski는 자신이 발견해 Vibrio rugula라 이름 붙인 세균이 위에 서식하면서 궤양의 원인이 될 것이라 주장했다. 그는 수년간 연구를 지속하면서 꾸준히 결과를 발표했지만 폴란드어로 논문을 쓴 것이 자신의 업적을 널리 알리는 데 도움을 주지 못했다. 1892년에 이탈리아의 줄리오 비초제로Giulio Bizzozero도 토리노에서 열린 의학학술대회에서 개의 위에 살고 있는 나선형 세균을 발견했다고 발표했다.

이외에도 많은 학자가 100년이 넘는 기간 동안 위에서 세균을 발견했다고 주장했지만 1980년대가 시작될 때까지 강산성 위액이 분비되는 위에서 세균이 생존한다는 것은 의학의 진리에 맞지 않았다. 그렇다 보니 과거의 발견은 모두 실험과정에서 발생한 세균의 오염으로 의심되었을 뿐이다. 결국 고정관념에서 벗어나지 못해 새로운 발견이 늦어진 셈이다.

노벨상을 안겨다준 헬리코박터균 발견

호주의 존 워렌John Robin Warren은 1979년에 위염 환자의 위점막에서 새로운 세균을 발견했다. 그해에 로열퍼스병원으로 온 배리 마셜Barry James Marshall은 소화기내과 교수가 되기 위해 연구 주제를 찾던 1981년에 워렌을 만나 이 발견에 대해 상세한 이야기를 들었다. 마셜은 워렌의 지도를 받아 연구를 진행했다. 1982년에 위염 환자에서 세균을 분리해 헬리코박터 파일로리Helicobacter pylori라 이름 붙이고, 이 세균이 위염과 위궤양을 일으킬 것이라는 논문을 발표했다. 그러자 과거의 연구자들처럼 위에서는 세균의 생존이 불가능하다는 반대에 부딪히게 되었다.

마셜과 워렌은 그때까지 치료가 어려운 위염과 위궤양 환자에게 효과적으로 사용할 수 있는 약을 찾기 위해 노력했다. 그들은 비스무스와 메트로니다졸이 치료약으로 사용 가능하다는 결과를 얻었으며, 이로써 위염과 위궤양 치료가 한층 발전하였다. 헬리코박터균 발견 전에는 음식물, 알코올, 흡연, 스트레스 등 다양한 원인에 의해 위염과 위궤양이 발생할 것이라 생각했으나 이제는 헬리코박터균이 궤양의 100퍼센트는 아니더라도 가장 중요한 원인임이 알려져 있다. 따라서 이를 해결함으로써 치료 가능성을 크게 높일 수 있다. 헬리코박터균이 강산성인 위액에서 존재할 수 있는 것은 표면이 정상적인 점액으로 둘러싸여 있으므로 위액으로부터 보호될 수 있기 때문이다. 위궤양은 위암과도 상관이 있으므로 세계보건기구에서는 헬리코박터균을 직접 암을 유발하는 제1의 발암물질로 규정하고 있다.

마셜과 워렌은 헬리코박터균에 의해 궤양이 발생한다는 공로를 인정받아 2005년 노벨 생리의학상을 수상자로 선정되었다. 19세기 말부터 특정 질병의 원인이 되는 특정 미생물 발견이 각광 받기는 했지만 질병의 원인이 되는 세균을 발견했다는 공로로 노벨상을 받은 것은 결핵균을 발견해 1905년 노벨 생리의학상을 수상한 코흐 이후 100년 만의 일이다.

어떻게 보면 진부하다고 할 수 있는 연구 결과에 대해 노벨상이 수여된 것은 유병률이 높으나 해결책이 없던 질병의 해결 가능성을 제시했고, 강산성에서 세균이 생존할 수 없을 것이라는 고정관념을 깨는 역할을 했기 때문으로 생각된다.

다른 병원에서는 못 고치는 병을
고친다는 의사

인간을 대상으로 하기에 지켜져야 하는 원칙들

기형아를 태어나게 한 임산부의 불면증을
해결하던 약 탈리도마이드

의과대학 시절, 약리학을 공부할 때 몇 번이나 강조해 공부해야만 했던 중요한 약은 이미 오래전에 시판이 중단된 탈리도마이드였다. 1953년에 스위스의 제약회사 시바에서 개발한 탈리도마이드는 1년 후 독일 제약회사 케미그뤼넨탈Chemie Grünenthal이 시바를 인수하면서 콘테르간contergan이라는 성상품명으로 출시되었다. 진정 효과를 지니므로 수면장애와 불안 해소를 위해 사용할 수 있는 이 약은 임신 중에 잠을 잘 자지 못하는 여성들이 잠을 설치는 경우 사용하곤 했다. 탈리도마이드는 46개국에서 시판되었으며, 1만 명이 넘는 아기가 기형을 가지고 태어났다. 임산부를 대상으로 임상시험을 하지 않고 약을 시판한 것이 문제였다. 1958년, 독일에서는 장애를 가진 아기가 많이 출생했는데 갓 태어난 아기의 팔은 짧고, 손은 꼬여 있고, 엄지손가락은 없는 경우가 많았다. 원인을 찾기 위해 노력한 학자들은 콘테르간의 부작용에 때문임을 알아냈다. 케미그뤼넨탈은 그해가 가기 전에 탈리도마이드가 포함된 약품을 더 이상 판매하지 않기로 했다.

독일에서 탈리도마이드를 사용한 산모에게서 태어난 아기가 1만 명 정도로 추산되며, 약 40퍼센트 정도의 태아는 사산하거나 태어난 직후 죽었다고 알려져 있다. 제약회사에서 약을 판매하는 것이 중지되었지만 이 약은 여러 나라에서도 계속 유통되었으므로 수년이 지날 때까지 피해를 입은 아기가 태어나곤 했다. 우리나라에는 다행히 이 약이 보급되지 않았는데 일본만 하더라도 이 약의 영향을 받은 생존자가 약 300명 있으며, 세계적으로 5000명 이상이 생존해 있는 것으로 추정된다. 후속 연구 결과 아기에게서 어떤 기형이 나타나는지는 산모가 약을 복용한 시기에 따라 달라진다는 사실이 알려졌다. 예를 들면 임신 20일째에 복용 시 뇌 손상, 21일째 복용 시 눈, 24일째 복용 시 팔과 다리에 손상이 생긴 것이다. 임신 42일이 지나면 산모가 복용을 해도 태아에게서 아무 이상이 생기지 않았다.

탈리도마이드 스캔들의 뒷이야기

탈리도마이드의 부작용으로 46개국에서 1만 명이 넘는 기형아가 태어날 정도로 많은 피해가 발생했지만 미국에서는 이 약품이 출시되지 않은 것이 화제에 올랐다. 이미 세계 여러 나라에서 사용되고 있는 약이었으니 미국에서도 약을 사용하겠다는 신청이 접수되었다. 식품의약품안전처에서 심사관으로 일하고 있던 미국의 약리학자 프랜시스 켈시Frances Kathleen Oldham Kelsey는 제출된 서류를 검토한 후 안전성에 의문을 가졌고, 추가로 더 많은 것들을 요구하면서 약 1년의 시간이 지나게 되었는데 공교롭게도 그동안 탈리도마이드의 부작용이 전 세계적으로 널리 알려지게 된 것이다.

켈시의 태도는 심사의 중요성을 일깨워주었고, 미국에서 아무 피해가 발생하지 않았다는 점에서 큰 찬사를 받았다. 탈리도마이드의 부작용과 켈시의 미담은 미국 식품의약품안전처가 제약업계에 감독을 강화하는 법이 제정되도록 하는 계기가 되었다. 케네디 대통령은 켈시의 공로를 높이 사 상을 수여했고, 미국 식품의약품안전처에서는 매년 최우수 약사에게 수여하는 상을 켈시상으로 지정해 수여하게 되었다.

1968년에 서독에서는 그뤼넨탈의 관계자들에 대한 재판이 벌어졌다. 죄목은 과실치사와 상해였다. 재판 중인 1970년 4월에 그뤼넨탈이 피해자들과 합의를 함으로써 유죄 판결을 받지는 않았으며, 피해자들은 장애의 정도에 따라 합의금을 받을 수 있게 되었다. 피해자들에게 지급된 비용은 그뤼넨탈 외에 서독 정부에서도 일부 부담을 했다. 2012년 8월 31일에 그뤼넨탈의 최고경영자는 탈리도마이드로 인해 피해자들이 발생했고, 반세기 이상 피해자들에게 진심으로 다가가려 하지 않은 것에 대해 공식적으로 사과를 했다.

독일에서와 마찬가지로 21세기에 들어선 이후 여러 나라에서 기념관을 짓고, 기념물을 제작하는 등 과거의 실수를 되풀이하지 않기 위한 조치가 취해지곤 했다. 독일에서 그뤼넨탈의 최고경영자가 사과를 했을 때처럼 시기적으로 너무 늦었고, 내용에 불만을 가진 사람들의 비판이 따르기도 했다. 한 예로 호주에서는 2023년 11월 13일에 국립 기념관이 문을 열면서 총리 앤서니 앨버니지Anthony Albanese가 탈리도마이드에 의한 비극은 호주의 어두운 역사라 했다.

팔에 선천성 기형을 가지고 태어난 탈리도마이드 피해주 중에서는 영국의 록 음악가, 배우 등 연예계에서 다양한 활동을 하고 있는 맷 프레이저Mat Fraser가 있다는 그는 2002년에 역사적 전통과 장애인 공연자와의 관련성을 담은 텔레비전 다큐멘터리 〈태어난 괴물Born Freak〉을 제작했다. 그 외에도 탈리도마이드 피해자에 대한 다큐멘터리가 제작되고, 장애인올림픽 입상자가 생겨나기도 하는 등 다양한 분야에서 활동하는 이들이 등장했다.

임상시험의 중요성

탈리도마이드의 부작용은 피해자들은 물론 일반인들에게도 약물의 부작용이 얼마나 심각한지를 여실히 보여주었다. 이후로 많은 나라에서 신약을 개발하고, 시판할 때 약의 효과와 부작용을 시험하고, 사용허가를 할 때 전보다 더 엄격한 규칙을 도입하게 되었다.

연구 결과 코로나19가 유행한 후 약 1년이 지났을 때 백신이 개발되었다는 소식이 전해졌다. 당시 매스컴으로부터 '임상시험'이라는 이야기를 흔히 들을 수 있었다. 임상시험은 약이나 의료기계기를 개발한 후에 이것이 실제로 환자에게 도움이 되는지를 확인하는 과정이다. 따라서 임상시험을 거치지 않은 경우는 사용이 금지되며, 다른 나라에서 개발해 세계 5개국에서 임상시험을 한 제품이라 하더라도 각 나라의 정책에 따라 수입해서 사용하기 위해 임상시험을 새로 해야 하는 경우도 있다.

새로운 약을 찾아내기 위해서는 기초의학을 연구하는 의학자, 약학자, 생명과학자 등이 먼저 세포를 이용해 특정 물질이 원하는 효과를 지니고 있는지 연구 결과를 얻어야 한다. 세포 실험이 성공적으로 진행되면 실험동물에 이 물질을 처치해 동물에게서 기대한 효과가 나타나는지를 확인해야 한다. 그 후에는 이 결과를 식품의약품안전처에 제출해 임상시험을 시작하기 위한 승인을 받아야 한다. 임상시험은 1상, 2상, 3상, 4상으로 구분되며, 보통은 3상까지 성공적으로 끝나면 그 결과를 식품의약품안전처에 제출해 약물의 효과에 대한 확인을 받은 후에야 상업적으로 사용이 가능해진다.

1상 임상시험은 독성 여부를 확인하는 시험이다. 세포 상태일 때와 실제 사람에서, 또 실험동물과 사람에게서 같은 물질이 똑같은 효과를 일으키지 않는 경우가 있으므로 소수를 대상으로 사람의 몸에서 독성을 나타내는 것은 아닌지를 시험한다. 사람에게서 독성 효과가 나타나지 않으면 적절한 용량을 결정하기 위한 2상 임상시험을 실시한다. 어느 정도의 양을 사용할 때 원하는 효과가 나타나는지, 또 기대한 것 외에 다른 효과가 나타나는 것은 아닌지를 확인하는 과정이다.

2상 임상시험을 통해 가장 적절한 용량이 결정되면 훨씬 많은 사람을 대상으로 3상 임상시험을 시작한다. 이는 많은 사람에게서 원하는 효과가 나타나는지를 확인하기 위한 것이다. 남녀, 나이, 인종 등 다양한 조건에 따라 약효가 다르게 나타날 수 있으므로 많은 사람을 대상으로 하는 것이 좋지만 너무 많으면 비용과 시간이 많이 들어서 빨리 사용하기를 기다리는 환자들이나 제약회사 사정도 고려해 규모를 결정해야 한다. 코로나19가 유행할 때 1년 만에 백신을 시판할 수 있었던 것은 3상 시험을 마치지 않은 상태에서 시판을 결정했기 때문이기도 한다. 그때는 상황이 워낙 긴급했으므로 2상 시험까지의 결과를 볼 때 3상 시험을 진행은 하되 큰 문제가 없을 것임을 예견할 수 있었으므로 일찌감치 시판에 들어간 것이 인류 역사상 가장 빠른 시간에 개발된 백신이 코로나19용 백신으로 기록된 이유다. 3상 임상시험에서 좋은 결과를 얻으면 대량생산에 들어간다. 그러면 원하는 사람 누구든 (의사의 처방을 받아) 구입할 수 있게 된다. 전 세계적으로 이 약을 필요로 하는 사람들이 이용한 후에도 그때까지 확인하지 못한 문제가 발생하는 것은 아닌지 계속 추적조사를 하며, 이를 4상 임상시험이라 한다.

이렇게 긴 기간 동안 큰 비용을 들여가면서 복잡한 단계를 거치는 것은 탈리도마이드의 예에서 볼 수 있듯이 안전이 무엇보다 중요하기 때문이다. 이와 같이 역사적으로 임상시험을 제대로 거치지 않고 약을 사용했다가 원치 않은 부작용으로 큰 피해를 입은 경우가 있으므로 현재는 전 세계적으로 식품의약품안전처와 같은 관리기관에서 신약 개발 시 아주 엄격한 과정을 거친 확인 가능한 결과를 요구하고 있다.

제약회사의 대규모화와 임상시험의 현황

누군가가 새 약을 개발해 이를 환자들에게 사용하겠다는 신

청을 하면 식품의약품안전처에서 임상시험을 요구한다는 내용은 앞에 기술한 바와 같다. 임상시험이 점점 엄격한 과정을 거치게 되면서 참여자가 많이 필요하고, 기간과 비용이 점점 커지게 되었다. 실제로 임상시험 과정을 살펴보면 세포나 실험동물에서 효과가 있다고 판단된 물질이 제품으로 생산되어 판매되는 경우는 1퍼센트에 훨씬 못 미친다. 그래도 워낙 많은 학자들이 의학적으로 효능을 지닌 약을 찾아내 인류에게 도움을 주기 위한 연구를 계속하고 있고, 제약회사는 실패를 많이 하더라도 아주 효과 좋은 약을 찾아내는 경우에 실패를 만회할 만큼 이익이 되므로 과거와 비교할 때 제약산업은 규모가 훨씬 커졌다.

임상시험이 필요한 것은 약 이외에 의료기계도 있다. 수술용 기구는 기원전부터 개발되기 시작했으나 1816년에 프랑스의 르네 라에네크René Théophile Hyacinthe Laënnec가 청진기를 사용한 것이 진단용으로는 최초의 의료기기다. 그 후로 지금까지 의료행위에 사용되는 기계는 엄청나게 늘어서 오늘날에는 자기공명영상과 같이 사람보다 큰 영상용 기계나 역시 사람보다 큰 수술용 로봇이 병원에서 환자 진단과 치료에 이용되고 있다.

미국 유명 심장내과 의사인 에릭 토폴Eric Topol은 저서 《청진기가 사라진 이후The Patient Will See You Now》를 통해 "청진기는 의학 발전에 큰 공헌을 했지만 앞으로는 사라질 것이다"라는 이야기를 했다. 청진기를 대체할 수 있는 기계가 나올 것임을 확신했기 때문입니다. 초음파 기계가 처음 만들어졌을 때는 크기가 커서 들고 다니는 것이 불가능했지만 지금은 휴대전화 크기의 초음파 기계가 나왔고, 이를 이용해 심장을 보는 것이 청진기로 듣는 것보다 더 정확하고 많은 정보를 얻을 수 있으므로 앞으로 초음파처럼 새로운 기계가 등장하면 청진기가 사라지게 될 거라는 것이 그의 예측이었다.

정보통신기술, 생명공학기술, 나노기술 등 주변 학문에서 새로운 기술이 개발되면 의학적으로 이용 가능한 기술도 많아지므로 한 분야의 전문가는 예측하기 힘든 새로운 형태의 기계가 등장하기도 한다. 따라서 기계에 관심을 가진 이라면 무슨 공부를 하든 자신이 공부하는 내용을 응용해 더 나은 의료기기 개발에 이용할 거라는 생각을 가질 수 있다.

의료기기도 약과 마찬가지로 임상시험을 거쳐야 실제로 병원에서 환자를 위해 사용 가능해진다. 임상시험은 문자 그대로 시험이므로 언제라도 예상치 못한 결과가 나타나서 환자에게 해를 입힐 가능성이 있다. 따라서 의사가 지켜보는 가운데 아주 조심스럽게 시행되어야 한다. 목적에 따라서는 환자가 병원에 입원한 상태로 진행되어야 할 수도 있다. 임상시험이 병원에서 진행되는 만큼 이제 병원은 환자를 치료하는 곳뿐 아니라 환자의 치료에 도움을 줄 수 있는 약과 의료기계 등의 임상시험을 시행하는 곳이기도 하다.

아무도 시험해보지 않은 약이나 기계를 환자에게 곧장 사용할 수는 없으므로 임상시험은 반드시 필요한 과정이다. 지식과 정보가 쌓이다 보면 위험성도 더 잘 알게 된다. 그러다 보니 임상시험은 점점 엄격한 과정을 거쳐야 할 필요가 생기고, 그 과정에서 비용과 시간 등 부담해야 할 일이 많아지게 되면서 제약회사는 점점 더 큰 회사로 합병되는 경우가 늘고 있다. 이와 함께 약의 후보물질만 찾아내거나 실험동물을 이용한 실험만 대행하는 회사 등 어느 한 분야에 특화된 작은 회사가 많이 생겨나기도 한다. 임상시험이 점점 강화되는 것은 새로운 약과 의료기계의 등장을 어렵게 하기도 하지만 사람들의 안전을 위한 것이 가장 큰 이유이기도 하다.

10년, 5년, 1년 후…
의료에도 특이점은 오는가

인공지능과 의학이 만나 탄생한 노벨상

발전하는 의학이 바꿔놓은 진리

내가 의학을 공부하던 1980년대에 종양학 교수님께서는 위암의 조기진단을 아주 강조하셨다. "위암은 일단 진단받으면 치료하기 어려워서 확진 후 6개월만 지나도 많은 사람이 목숨을 잃는다. 그러나 암세포가 점막과 그 아래층에만 국한된 조기위암은 발견 즉시 치료하면 95퍼센트 이상이 5년간 생존할 수 있다. 조기위암과 다른 위암은 예후에 큰 차이가 있으므로 조기위암을 찾아낼 수 있는 조기진단이 중요하다. 위암을 조기에 진단할 수 있다면 치료 불가능한 위암을 치료 가능한 위암으로 바꿀 수 있다."

그러나 1990년대가 되자 상황이 달라지기 시작했다. 조기위암을 지나 암세포가 위에서 더 깊이 자라더라도 수술과 항암제처치의 결과가 전보다 훨씬 좋아진 것이다. 마찬가지로 내가 대학생이던 시절에는 만성골수성 백혈병은 치료를 하더라도 운이 따라야 살아날 수 있는 병이라고 배웠지만 20세기가 채 끝나기전 글리벡이라는 특효약이 개발됨으로써 만성골수성백혈병의 치료율이 획기적으로 높아졌다. 오래전에는 "모든 약은 오래 사용하면 부작용이 생긴다"고 했지만 지금은 "좋은 약은 아무리 오래 사용해도 부작용이 생기지 않는다" 고 말한다. 의학적 지식이 바뀌면서 진리도 달라진 것이다.

의학의 밝은 미래를 기대하며

"의학 지식이 두 배로 증가하는 데 걸리는 시간이 1950년에는 50년, 1980년에는 7년, 2010년에는 3.5년으로 줄어들었다. 2020년에는 의학지식이 두 배로 증가하는 데 0.2년, 73일밖에 걸리지 않게 될 것이다"이라는 주장도 있었다. 이런 계산법은 새로운 발견을 담은 의학 논문이 몇 편이나 발행되는지를 기준으로 계산하는데 그만큼 새로운 논문이 많이 나오고 있다는 뜻이다. 이 많은 내용을 모든 의사가 공부하기란 불가능하기 때문에 최근에는 인공지능을 활용해 모든 자료를 습득하기도 한다. 새 논문이 나올 때마다 전산시스템에 입력해 인공지능에게 새로운 논문을 공부하라고 명령하면 인공지능이 알아서 척척 새로운 지식을 습득하고 인공지능 사용자의 질문에 가장 적합한 답을 찾아준다. 지금과 같이 의학 발전 속도가 빠르게 계속된다면 산술급수적으로만 계산해도 앞으로 연간 5배 이상의 지식이 늘어날 것으로 예측된다.

2024년 노벨 화학상을 수상한 연구 역시 이러한 인공지능을 바탕으로 한 것으로 인공지능AI을 이용해 단백질 구조 예측에 성공한 결과다. 아미노산이 연결된 분자인 단백질은 아미노산들이 어떤 순서로 배열되고, 어떻게 접혀서 어떤 모양의 입체구조를 이루느냐에 따라 기능이 달라진다. 흔히 탄수화물, 지질, 단백질이 사람의 몸에 필요한 3대 영양소라 하지만 탄수화물과 지질은 주로 에너지원으로 사용되고, 생명현상을 유지하는 데 필요한 수많은 기능 중 극히 일부만을 담당할 뿐이다. 그러나 단백질은 효소, 호르몬, 물질 운반, 면역반응에 필요한 항체 등 다양한 물질로 구분되고, 각각의 기능도 아주 다양하다. 각 단백질의 기능과 구조를 정확히 알아낼 수 있다면 단백질의 이상에 의해 발생하는 질병을 해결하는 데 큰 도움이 된다. 그런데 문제는 단백질이 복잡한 3차원 구조로 되어 있어 그 구조를 밝혀내는 데 엄청난 시간과 비용이 소모된다는 것이다. 하나하나의 단백질의 구조와 기능을 밝혀내는 것은 아주 어렵고 힘든 일이지만 이미 밝혀진 단백질의 구조와 기능의 상관관계를 토대로 아직 규명되지 않은 단백질의 구조와 기능을 좀더 쉽게 알아내려는 노력은 이미 1980년대부터 진행되었다.

최근 인공지능을 이용한 기술이 단백질의 구조와 기능을 규명하는 연구에도 이용되기 시작했다. 딥러닝 기술 발전과 특히 구글 딥마인드에서 개발한 인공지능 프로그램인 알파폴드Alphafold는 방대한 단백질 데이터를 학습한 후 이를 토대로 구조가 알려지지 않은 단백질의 구조를 놀라운 정도로 정확하게 예측함으로써 과학계에 큰 충격을 안겨주었다. 이러한 기술은 사람의 몸에서 구조에 이상이 생긴 단백질을 정확하게 바로잡아 주는 기술을 개발할 수 있게 함으로써 질병 치료, 신약 개발, 백신제조 등 의학과 생명과학의 다양한 분야에 혁신이 일어날 것으

로 보인다. 미래는 알 수가 없지만 현재를 통찰하면 미래 예측이
완전히 불가능한 것만도 아니다. 계속해서 발전하고 있는 현대의
학이 인류의 건강을 위해 더 밝은 미래를 전해주기를 기대한다.

DISEASE VERSUS MEDICINE

참고문헌

1부 인류, 질병과의 전쟁을 시작하다

■ 질병의 범위는 시대에 따라 달라진다
― 질병을 대하는 패러다임의 변화

헨릭 올프, 《의학철학》, 이호영 이종찬 옮김, 아르케, 1999.

재컬린 더핀, 《의학의 역사》, 신좌섭 옮김, 사이언스북스, 2006.

아커크네히트, 《세계의학의 역사》, 민영사, 1991.

■ 히포크라테스, 의학을 종교에서 독립시키다
― 현대의학의 탄생

반덕진, 《히포크라테스의 발견》, 휴머니스트, 2005.

자크 주아나, 《히포크라테스》, 서홍관 옮김, 아침이슬, 2004.

아커크네히트, 《세계의학의 역사》, 허주 옮김, 민영사, 1993.

Robert Maynard Hutchins(ed), Hippocrates/Galen, Encyclopedia Britannica, Inc. 1952.

■ 페스트는 어떻게 중세를 멸망시켰나
― 인구 감소로 인한 봉건제도의 몰락

존 헨리, 《왜 하필이면 코페르니쿠스였을까》, 예병일 옮김, 몸과 마음, 2003.

Julie M. Fenster, *Ether Day: The Strange Tale of America's Greatest Medical Discovery and the Haunted Men Who Made It*, Harper Perennial, 2002.

Vivian Nutton, Vesalius revised, His annotations to the 1555 Fabrica, Medical History, 2012; 56(4): pp. 415-443.

■ **질병에 맞선 인류의 첫 번째 승전보**

　— 페니실린의 발견

데이비드 윌슨, 《페니실린을 찾아서》, 장영태 옮김, 전파과학사, 2019.

Guillaume André Durand, Didier Raoult, Grégory Dubourg, Antibiotic discovery: history, methods and perspectives, *International Journal of Antimicrobial Agents*, 53(4); 371-382, 2019.

John Harold Talbott, *A biographical history of medicine: Excerpts and essays on the men and their work*, Grune & Stratton, 1970.

■ **질병에 맞선 인류의 두 번째 승전보**

　— 항암제로 사용하는 항생제, 항바이러스제로 사용하는 항암제

Daniel, T. M., Selman Abraham Waksman and the discovery of streptomycin, *The International Journal of Tuberculosis and Lung Disease*, 9(2); pp. 1~20-122, 2005.

William Kingston, Streptomycin, Schatz V. Waksman, and the balance of credit for discovery, *Journal of the History of Medicine and Allied Sciences*, 59(3); 441-462, 2004.

H. Boyd Woodruff, Selman A. Waksman, Winner of the 1952 Nobel Prize for Physiology or Medicine, *Applied and Environmental Microbiology*, 80(1): pp. 2-8, 2014.

Samuel Broder. The development of antiretroviral therapy and its impact on the HIV-1/AIDS pandemic, *Antiviral Research* 85(1): 1, 2010.

세계보건기구 https://www.who.int/home/search?indexCatalogue=genericsearchindex1&searchQuery=remdesivir&wordsMode=AnyWord

질병관리청 후천성면역결핍증 관리 https://www.kdca.go.kr/contents.es?mid=a20301070604

■ **질병의 역습, 항생제 내성균의 출현**

　— 인간과 세균의 군비 경쟁

폴 이월드, 《전염성 질병의 진화》, 이성호 옮김, 아카넷, 2014.

피터 글럭맨, 앨런 비들, 마크 핸슨, 《진화의학의 이해》, 김인수·김종재·남석현 옮김, 허원미디어, 2014.

박성진, 《만화항생제》, 군자출판사, 2005.

■ 세상이 이렇게 발전했는데 질병은 왜 사라지지 않는가
　　— 사회 변화가 불러오는 새로운 질병
　　Theodore H, Tulchinsky, Maurice Hilleman: Creator of Vaccines That Changed the World,
　　Case Studies in Public Health, 2018: pp. 443-470.
　　질병관리청 건강정보포털 https://health.kdca.go.kr/healthinfo/biz/health/gnrlzHealthInfo/
　　gnrlzHealthInfo/gnrlzHealthInfoView.do?cntnts_sn=5281
　　세계보건기구 www.who.int

2부 보이지 않는 적과의 싸움

■ 인간이 모이는 곳에 감염병이 있다
　　— 페스트, 스페인 독감에서 코로나19까지
　　스티븐 존슨, 《감염지도》, 김영남 옮김, 김영사, 2008.
　　에드워드 골럽, 《의학의 과학적 한계》, 예병일 등 옮김, 몸과 마음, 2001.
　　Ernst Hempelmann, Kristine Krafts, Bad air, amulets and mosquitoes: 2,000years of
　　changing perspectives on malaria, *Malaria Journal*, 2013; 12: 232.
　　Stephen Corbett, Public Health and Social Justice in the Age of Chadwick Britain
　　1800-1854, *Health Promotion International*, 1999; 14(4): pp. 381-382.

■ 보이지도 않고, 막지도 못하는 적군
　　— 현미경과 세균
　　폴 드 크루이프, 《미생물 사냥꾼》, 이미리나 옮김, 반니, 2017.
　　David Greenwood, *Antimicrobial Drugs: Chronicle of a twentieth century medical
　　triumph*, Oxford University Press, 2008.

■ 인간의 수명을 획기적으로 늘려준 발명품을 꼽으라면?
　　— 인두법에서 mRNA까지 백신의 역사
　　대한미생물학회, 《의학미생물학》(제2판), 서흥출판사, 1997.
　　이호왕, 《한탄강의 기적》, 시공사, 1999.

Suzanne Humphries, Roman Bystrianyk, *Dissolving Illusions: Disease, Vaccines, and The Forgotten History*, CreateSpace Independent Publishing Platform, 2013.

Paul A. Offit, *Vaccinated: From Cowpox to mRNA, the Remarkable Story of Vaccines*, Harper Perennial, 2022.

■ 질병의 공격에 대비해 방어선을 구축하라
― 항원, 항체와 예방접종

데이비드 윌슨, 장영재 옮김, 《페니실린을 찾아서》, 도서출판 한울, 1997.

에드워드 골럽, 예병일 외 옮김, 《의학의 과학적 한계》, 몸과 마음, 2001.

Frank Ashall, *Remarkable discoveries*, Cambridge University press, London, 1994.

Julius H. Comroe, Jr. *Retrospectroscope: Insights into Medical Discovery*, 1977.

Talbott, *Biographical History of Medicine*.

Laurence Brunton et al., *Goodman & Gilman's the pharmacological basis of therapeutics*, 12th edi, McGraw-Hill Professional, 2011.

Patrice Boussel, *History of Pharmacy and Pharmaceutical Industry*, Book Sales, 1995.

Paul Erlich, On Immunity with Special Reference to Cell Life, *Proceedings of Royal Society of London 66*: pp. 424-448, 1900.

Stuart Anderson, *Making Medicines: A Brief History of Pharmacy and Pharmaceuticals*, Pharmaceutical Press, 2005.

■ 세균을 물리치니 암이 찾아왔다
― 바이러스가 불러온 암

John T. Schiller, Douglas R. Lowy, An Introduction to Virus Infections and Human Cancer, *Recent Results in Cancer Research*, 2021; 217: pp. 1-11.

Gregory J. Morgan, *Cancer Virus Hunters: A History of Tumor Virology*, Johns Hopkins University Press, 2022.

Andre Mu, Trevor D. Lawley, Bacteriophage discovery to advance biotechnology and biotherapeutics, *Nature Reviews Microbiology 21*; 279: 2023.

Online Etymology Dictionary https://www.etymonline.com/search?q=accountability

■ 광우병 쇠고기에서 식인까지… 먹어서 걸린다?
  ─ 생활방식의 변화와 질병
콤 켈러허, 《얼굴 없는 공포, 광우병 그리고 숨겨진 치매》, 김상윤·안성수 옮김, 고려원북스, 2007.
Richard Rhodes, *Deadly Feasts: Tracking the Secrets of a Terrifying New Plague*, Touchstone Books, 1998.
Werner Slenczka, *Mad cow disease, Emerging Infectious Disease*, 7(3 Suppl): 605, 2001.
Barbara Sheff, Mad cow disease and vCJD: understanding the risks, *Review Nursing*, 35(2): pp. 74-75, 2005.

■ 환경을 보호해야 하는 가장 현실적인 이유
  ─ 서식지 파괴와 인수공통감염병
데이비드 쾀멘, 《인수공통 모든 전염병의 열쇠》, 강병철 옮김, 꿈꿀자유, 2022.
이시 히로유키 외, 《환경은 세계사를 어떻게 바꾸었는가》, 이하준 옮김, 경당, 2003.

3부 칼과 방패 대신 칼과 바늘

■ 약 대신 칼을 든 의사
  ─ 외과의 시작
엘리자베스 하이켄, 《비너스의 유혹-성형수술의 역사》, 권복규·정진영 옮김, 문학과지성사, 2008.
쿤트 헤거, 《삽화로 보는 수술의 역사》, 김정미 옮김, 이룸, 2005.
Philippe Hernigou, Medieval orthopaedic history in Germany: Hieronymus Brunschwig and Hans von Gersdorff, *International Orthopaedics(SICOT)*, 2015, 39: p. 2081-2086.
American Cosmetic Asssociation(ACA) Reviewers, *The History of Plastic Surgery*, 2023. 5. 3. https://www.cosmeticassociation.org/the-history-of-plastic-surgery/

■ **이발소의 삼색등은 동맥, 정맥, 붕대를 상징한다**

　— 외과의 발전

　쿤트 헤거, 《삽화로 보는 수술의 역사》, 김정미 옮김, 이룸, 2005.

　아커크네히드, 《세계의학의 역사》, 허주 옮김, 민영사, 1993.

　헨리 지거리스트, 《위대한 의사들》, 김진언 옮김, 현인, 2014.

　Raffi Gurunluoglu 1, Aslin Gurunluoglu, Hildegunde Piza-Katzer, Review of the
　"Chirurgia" of Giovanni de Vigo: estimate of his position in the history of surgery,
　World Journal of Surgery 27(5): pp. 616-623, 2003.

■ **신석기 시대에도 뇌수술은 있었다**

　— 뇌와 신경에 대한 이해

　쿤트 헤거, 《삽화로 보는 수술의 역사》, 김정미 옮김, 이룸, 2005.

　대한정위기능신경외과학회, 《정위기능신경외과학》, 아이비기획, 2017.

　Alexandrina Nikova, Theodossios Birbilis, The Basic Steps of Evolution of Brain
　Surgery, *Medica*, 2017; 12(4): pp. 297-305.

　Clifford A. Pickover, *The Medical Book*, Sterling Publishing, New York, 2012.

■ **우리 몸이 열 냥이라면 눈은 아홉 냥**

　— 질병뿐만 아니라 시력까지 되돌리는 시대

　쿤트 헤거, 《삽화로 보는 수술의 역사》, 김정미 옮김, 이룸, 2005.

　Daniel M. Albert(Editor), *The History of Ophthalmology*, Wiley-Blackwell, 1996.

　Clifford A. Pickover, *The Medical Book*, Sterling, New York, 2012.

　Christopher T. Leffler, Andrey Klebanov, Wasim A. Samara, Andrzej Grzybowski,
　The history of cataract surgery: from couching to phacoemulsification, *Annals of
　Translational Medicine*, Vol. 8, No. 22 November 2020, pp.1-46.

　NVISION 홈페이지 https://www.nvisioncenters.com/lasik/history-and-invention/

■ **관우가 술기운을 빌려 수술을 받은 까닭**

　— 마취제의 발달과 무통수술의 시작

　쿤트 헤거, 《삽화로 보는 수술의 역사》, 김정미 옮김, 이룸, 2005.

J.M. Fenster, *Ether Day: The Strange Tale of America's Greatest Medical Discovery and the Haunted Men Who Made It*, Harper Perennial, 2002.

■ 손 씻는 의사들
─ 수술 후 합병증을 해결한 무균처리법

쿤트 헤거, 《삽화로 보는 수술의 역사》, 김정미 옮김, 이룸, 2005.

헨리 지거리스트, 《위대한 의사들》, 김진언 옮김, 현인, 2014.

Sabine A. Eming, Thomas Krieg, Jeffrey M. Davidson, Inflammation in Wound Repair: Molecular and Cellular Mechanisms, *Journal of Investigative Dermatology* 127(3): pp. 514-524, 2007.

Peter M. Dunn, Dr Alexander Gordon(1752-99) and contagious puerperal fever, Archives of Disease in Childhood, *Fetal and Neonatal Edition 78*: F232-233, 1998.

■ 고칠 수 없다면 교체하라
─ 현대의학의 최전선, 장기이식

John T. Schiller, Douglas R. Lowy, An Introduction to Virus Infections and Human Cancer, *Recent Results in Cancer Research*, 2021; 217: pp. 1-11.

Gregory J. Morgan, *Cancer Virus Hunters: A History of Tumor Virology*, Johns Hopkins University Press, 2022.

Online Etymology Dictionary https://www.etymonline.com/search?q=accountability

노벨 재단 홈페이지 www.nobelprize.org/prizes/medicine/2008/hausen/facts/

■ 미국에 있는 환자를 한국에 있는 의사가 수술할 수 있을까
─ 로봇을 이용한 원격수술

쿤트 헤거, 《삽화로 보는 수술의 역사》, 김정미 옮김, 이룸, 2005.

제임스 르 파누, 《현대의학의 거의 모든 역사》, 강병철 옮김, 알마, 2016.

Clifford A. Pickover, *The Medical Book: From which doctors to robot surgeons, 250 milestones in the History of Medicine*, Sterling New York, 2012.

Paul J. Choi, Rod J. Oskouian, R. Shane Tubbs, Telesurgery: Past, Present, and Future, *Cureus 10*(5): e2716, 2018.

4부 인간은 질병을 정복할 것인가

■ **개인플레이에서 팀플레이로**
　— 공중보건학의 대두

예병일, 《전염병 치료제를 내가 만든다면》, 다른, 2020.

Achievements in Public Health, 1900-1999, *Morbidity and mortality weekly report*, Vol. 48(29); pp. 621-628, 1999.

William Rosen, *Miracle Cure: The Creation of Antibiotics and the Birth of Modern Medicine*, Penguin Books, 2018.

■ **초등학생도 아는 '잘 먹고 잘 자고 스트레스 피하세요'**
　— 생활습관의학

Yeh BI, Kong ID, The Advent of Lifestyle Medicine, *J Lifestyle Med* 2013; 3(1): pp.1-8.

Hanson RL, Elston RC, Pettitt DJ, Bennett PH, Knowler WC, Segregation analysis of non-insulin-dependent diabetes mellitus in Pima Indians: evidence for a major-gene effect, *Am J Hum Genet* 1995; 57: pp.160-170.

Schulz LO, Bennett PH, Ravussin E, Kidd JR, Kidd KK, Esparza J, Valencia ME, Effects of traditional and western environments on prevalence of type 2 diabetes in Pima Indians in Mexico and the U. S., *Diabetes Care 2006*; 29: pp.1866-1871.

James M. Rippe (Editor), *Lifestyle Medicine* (3rd Ed), CRC Press, 2019.

■ **가장 확실하다고 믿는 것을 의심하라**
　— 의학 발달을 가로막는 고정관념

Mark Kidd, Irvin M. Modlin, A Century of Helicobacter pylori; Paradigms Lost-Paradigms Regained, *Digestion 1998*; 59: pp.1-15.

Ming-Hui Lin, Hao-Tsai Cheng, Wen-Yu Chuang, Li-Kuang Yu, Yung-Kuan Tsou, Mu-Shien Lee, *Annals of Diagnostic Pathology*, 2013; 17(1): pp.63-66.

Barry Marshall (Editor), *Helicobacter Pioneers: Firsthand Accounts from the Scientists who Discovered Helicobacters 1892-1982*, Wiley-Blackwell, 2008.

노벨 재단 홈페이지 https://www.nobelprize.org/prizes/medicine/2005/marshall/facts/, https://www.nobelprize.org/prizes/medicine/2005/warren/facts/

■ 다른 병원에서는 못 고치는 병을 고친다는 의사
— 인간을 대상으로 하기에 지켜져야 하는 원칙들

Frederick Dove, What's happened to Thalidomide babies? BBC, 2011. 11. 3.
https://www.bbc.com/news/magazine-15536544
Birgit Nemec, Heather Dron, The environments of reproductive and birth defects
research in the U.S. and West Germany(c. 1955-1975), *Studies in History and
Philosophy of Science*, 95: pp. 50-63, 2022.
Wikipedia contributors, Focus On: 90 Most Popular Medical Controversies, *Focus
On*(2nd ed), 2018.

■ 10년, 5년, 1년 후⋯ 의료에도 특이점은 오는가
— 인공지능과 의학이 만나 탄생한 노벨상

Time Magazine Special the future of medicine, Generic, 2022 January.
최원석 기자, 〈두 달 만에 의학지식 2배 증가⋯ 의대생들 어떻게 가르쳐야 하나?〉, 의협신문,
2018. 2. 2. https://www.doctorsnews.co.kr/news/articleView.html?idxno=121528
국립암센터 홈페이지 ncc.re.kr

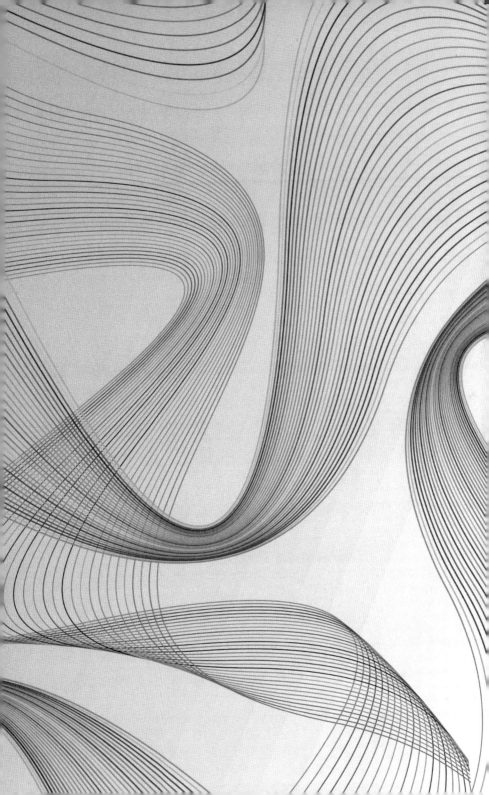

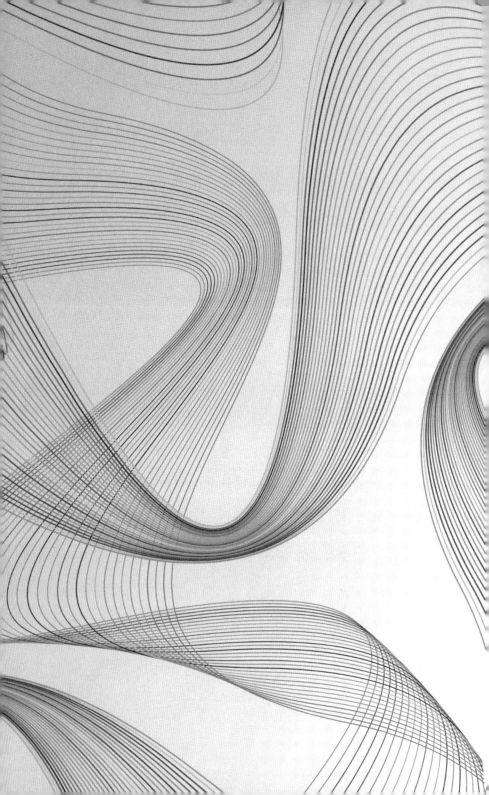